小儿推拿
简易图解

主编 / 孙德仁

中华中医药学会少儿推拿传承发展共同体主席
山西省河东中医少儿推拿学校校长

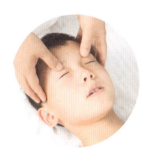
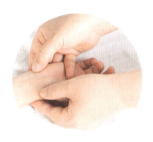
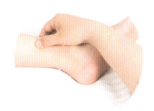

中国轻工业出版社

图书在版编目（CIP）数据

小儿推拿简易图解/孙德仁主编．—北京：
中国轻工业出版社，2019.12
ISBN 978-7-5184-2344-6

Ⅰ.①小… Ⅱ.①孙… Ⅲ.①小儿疾病-推拿
Ⅳ.①R244.15

中国版本图书馆CIP数据核字（2019）第217295号

责任编辑：付　佳
策划编辑：翟　燕　付　佳　　责任终审：劳国强　　封面设计：杨　丹
版式设计：悦然文化　　　　　　责任校对：李　靖　　责任监印：张京华

出版发行：中国轻工业出版社（北京东长安街6号，邮编：100740）
印　　刷：北京博海升彩色印刷有限公司
经　　销：各地新华书店
版　　次：2019年12月第1版第1次印刷
开　　本：720×1000　1/16　印张：12
字　　数：200千字
书　　号：ISBN 978-7-5184-2344-6　定价：48.00元
邮购电话：010-65241695
发行电话：010-85119835　传真：85113293
网　　址：http://www.chlip.com.cn
Email：club@chlip.com.cn
如发现图书残缺请与我社邮购联系调换
181194S3X101ZBW

前言

河东少儿推拿流派，发源于黄河岸边的山西运城（古称河东）地区，据有关史料和现存文物考证，战国时期名医扁鹊曾经在这里用推拿、针灸为百姓治病，深受欢迎。扁鹊的推拿医术为河东少儿推拿流派始祖，有着数千年的历史。河东少儿推拿流派的操作方法与其他流派有所不同，独富特色。

作为河东少儿推拿流派的当代代表人物孙德仁，承上启下，继承该流派任化天、杨钊两位前辈的手法技术，博采众长，汇通创新，首创"德仁儿推"，是小儿推拿业内知名品牌，成为"古中国、新运城"的健康名片。

"德仁儿推"有五大特色：第一，重视脾胃调理，通过推拿打开孩子的胃口，孩子吃饭就香了；第二，独创足部四大特效穴推拿法——用止咳、消食、镇惊、止泻四大穴调理小儿常见病；第三，善于运用中医经络原理，从小儿十二正经和任督两脉上选取特效穴，并擅长运用河东流派的特色穴位，调理小儿常见问题和疾病；第四，独创神阙静振法，在孩子的肚脐上按一按，通过调养使孩子气机通畅、少生病；第五，轻、快、柔、实的手法特色，无疼痛感，让孩子在轻松愉快中享受推拿的益处。

在30多年的临床实践中，孙德仁教授独创了小儿推拿十八般武艺，即三个保健项目：强身、增高、益智；六种亚健康调理：容易感冒、食欲不振、睡眠不安、口有异味、大便干燥、假性近视；九个常见病调理：感冒、咳嗽、发热、鼻炎、扁桃体炎、哮喘、肺炎、腹泻、遗尿。这十八般武艺，易学易掌握、科学有效，让孩子免受打针用药的痛苦。

为了让"德仁儿推"的独家绝活走进千家万户，我们编写了本书。该书针对0~14岁孩子易发、多发的不适和疾病，详细介绍了"德仁儿推"的特殊疗法，给出对症推拿调理方案。

为了让父母轻松掌握推拿方法，书中附有推拿手法演示图，一看就能上手操作。用一双手呵护孩子的健康，为广大家长朋友解忧，是我们最大的心愿。

清胃经 — 和胃消食的妙药

定位 拇指第一掌骨桡侧缘（以手掌为例，靠拇指一侧称为桡侧）。

手法 用拇指指腹从孩子大鱼际外侧缘掌根处直推向拇指根50~100次。

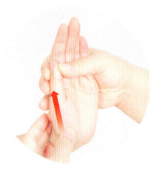

逆运内八卦 — 消食行滞

定位 掌心周围。以掌心为圆心，掌心至中指根横纹的2/3为半径画圆。

手法 父母左手捏住孩子一手的食指、中指、无名指，用右手拇指指腹着力，逆运内八卦20~50次。从小鱼际开始入虎口方向做运法，称逆运内八卦。

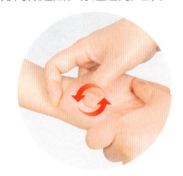

常按手部4大穴
宝宝吃饭香

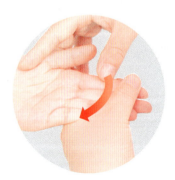

推四横纹 — 消食化积

定位 掌面食、中、无名、小指第一指间关节横纹处。

手法 将孩子四指并拢，自食指推向小指，推50~100次。

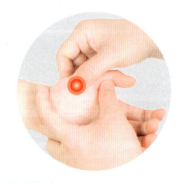

揉板门 — 健脾消食

定位 手掌大鱼际中间最高点。

手法 用拇指端揉孩子板门50~100次。

止咳穴 — 镇咳化痰

定位 位于足背，足大趾跖骨外侧，行间穴与太冲穴成一带状区。

手法 用拇指或食指推揉孩子止咳穴2~3分钟。

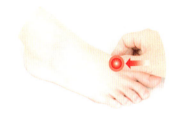

消食穴 — 调理积食

定位 位于足底，第一跖骨与内侧楔骨间，太白穴与公孙穴成一带状区。

手法 用拇指或食指推按孩子消食穴2~3分钟。

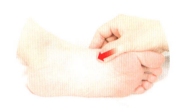

4大足部特效穴 调理宝宝多发病

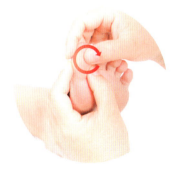

镇惊穴 — 调理小儿惊啼

定位 位于足大趾趾腹。

手法 用拇指旋推孩子镇惊穴2~3分钟。

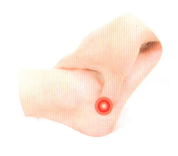

止泻穴 — 专治腹泻

定位 位于足外踝尖向下做垂直线与赤白肉际相交处。

手法 用拇指按揉孩子止泻穴2~3分钟。

本书推拿手法图示说明

手法	图示	手法	图示
运法	↻	掐法	▲
摩法	↻	推法	
擦法	⇄	直推法	→
拿法	↓↑	分推法	← →
揉法	•	合推法	→ ←
捏法	↑↑	旋推法	↻

小儿推拿入门知识 — 13
为什么历代名医给小儿治病首选推拿 — 13
认识小儿的经络和穴位 — 14
推五个手指,就能养护孩子五脏 — 16
如何让宝宝轻松愉快地接受推拿 — 18
推拿方向、力度不同,调理作用不一样 — 19
常用的小儿推拿介质 — 20
小儿推拿注意事项及禁忌证 — 21

德仁儿推特色手法

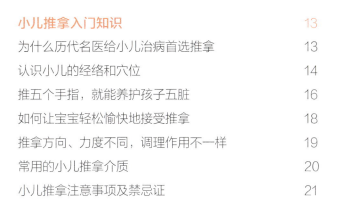

4 大手法特色 — 24
轻快 — 24
柔和 — 24
平稳 — 24
着实 — 24

8 种常用推拿手法 — 25
运法·稍重的环形运动 — 25
摩法·较轻的环形运动 — 25
擦法·直线往返,温暖肌肤 — 26
推法·有清有补,泾渭分明 — 26
拿法·捏而提起 — 28
揉法·幅度由小到大,力度由轻渐重 — 28
捏法·常用于捏脊 — 29
掐法·常用于急救 — 29

神阙静振法,呵护小儿元气 — 30
神阙穴与人体生命活动密切相关 — 30
神阙静振法的操作 — 31

德仁儿推调理 8 法 — 32
汗法 — 32
清法 — 33
消法 — 33
和法 — 34
温法 — 34
下法 — 35
补法 — 35
吐法 — 35

专题 给孩子推拿,别用大人手法 — 36

固命根，防百病，身体有妙药：图解德仁儿推特效穴

头面颈项部特效穴	38
开天门·主治感冒发热	38
推坎宫·外感发热不用愁	38
运太阳·缓解头痛	39
推运耳后高骨·预防风寒感冒	39
揉百会·安神定惊	39
摩囟门·惊风鼻塞就找它	40
揉迎香·通鼻窍效果好	40
按揉睛明·明目止痛治眼疾	40
拿风池·祛风散寒止头痛	41
拿肩井·祛风通络生气血	41

上肢部特效穴	42
推胃经·健脾胃，化积食	42
推大肠经·清肠道，润气色	42
推小肠经·通利小便	43
推掐四横纹·清热除烦，健脾和胃	43
揉掐掌小横纹·止咳化痰有奇效	44
运内劳宫·清热除烦	44
揉小天心·镇惊安神睡眠香	45
运内八卦·解决肠胃问题	45
揉板门·助消化	46
分推手阴阳·总调一身阴阳	46
掐总筋·治口舌生疮	47
揉端正·快速止鼻血	47
掐揉二扇门·清热退火	48
按揉一窝风·风寒腹痛揉揉就好	48
推三关·让孩子气血两旺	49
清天河水·退热见效快	49

下肢部特效穴	50
按揉足三里·健脾胃，消化好	50
按揉三阴交·活血通络，健脾胃	50
揉太冲·清肝火，促睡眠	51
揉涌泉·强壮筋骨长高个儿	51

胸腹部特效穴	52
揉天突·快速止咳，催吐	52
揉膻中·宽胸理气，化痰湿	52
摩中脘·健脾和胃效果佳	53
揉天枢·消化不好就揉它	53
揉关元·缓解腹痛、腹泻	54
拿肚角·止腹痛有特效	54

腰背部特效穴	55
揉大椎·清热解表效果好	55
揉肺俞·补肺气，止咳嗽	55
揉心俞·益智安神	56
揉脾俞·让孩子胃口好	56
揉肾俞·补肾气，止遗尿	57
揉命门·温补肾阳消水肿	57
捏脊·强健脾胃促长高	58
推七节骨·上推止泻，下推通便	58

推拿首选脾胃，护好后天之本

宝宝脾常不足，健脾胃，少生病	60
脾胃强大，孩子的抗病能力才强大	60
宝宝脾胃很娇气，最容易受伤害	61
小儿脾虚10大危害	62
推拿宝宝这些部位，让脾胃变强大	64
常捏脊，宝宝消化好	64
揉揉肚子，宝宝能吃能睡不便秘	65
常揉足三里，比吃老母鸡还补脾胃	66
小胖墩不要愁，肚子上有两大减肥开关	67
脾与肺母子相生，健脾也要养好肺	68
运外劳宫，祛体寒、防感冒	68
补肺经，肺气不虚咳喘少	69
按风池、神阙、涌泉，宝宝少感冒	70
专题　家长要明白的小儿生理病理特点	72

3大日常保健推拿：强身、增高、益智

小儿强身推拿法	74
图解特效穴位	74
基本推拿方法	75
特效调理食谱	77
生活护理	77
小儿增高推拿法	78
图解特效穴位	78
基本推拿方法	79
特效调理食谱	81
生活护理	81
小儿益智推拿法	82
图解特效穴位	82
基本推拿方法	83
特效调理食谱	85
生活护理	85
专题　孩子四季保健推拿	86

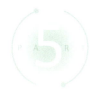

应对9种多发病：一推就见效

感冒 90
常见类型及表现症状 90
图解特效穴位 90
基本推拿方法 91

咳嗽 96
常见类型及表现症状 96
图解特效穴位 96
基本推拿方法 97

发热 102
常见类型及表现症状 102
图解特效穴位 102
基本推拿方法 103

鼻炎 108
常见类型及表现症状 108
图解特效穴位 108
基本推拿方法 109

扁桃体炎 113
常见类型及表现症状 113
图解特效穴位 113
基本推拿方法 114

哮喘 118
常见类型及表现症状 118
图解特效穴位 118
基本推拿方法 119

肺炎 124
常见类型及表现症状 124
图解特效穴位 124
基本推拿方法 125

腹泻 129
常见类型及表现症状 129
图解特效穴位 129
基本推拿方法 130

遗尿 137
常见类型及表现症状 137
图解特效穴位 137
基本推拿方法 138

远离6种亚健康：强体质，少生病

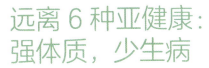

容易感冒 144
判断标准 144
发生原因 144
预防护理 144
图解特效穴位 145
基本推拿方法 146
特效调理食谱 148

食欲不振 149
判断标准 149
发生原因 149
预防护理 149
图解特效穴位 150
基本推拿方法 151
特效调理食谱 153

睡眠不安 154
判断标准 154
发生原因 154
预防护理 154
图解特效穴位 155
基本推拿方法 156
特效调理食谱 158

口有异味 159
判断标准 159
发生原因 159
预防护理 159
图解特效穴位 160
基本推拿方法 161
特效调理食谱 163

大便干燥 164
判断标准 164
发生原因 164
预防护理 164
图解特效穴位 165
基本推拿方法 166
特效调理食谱 168

假性近视 169
判断标准 169
发生原因 169
预防护理 169
图解特效穴位 170
基本推拿方法 170
特效调理食谱 172

小儿不同体质特效推拿

正常体质	174
痰湿体质	175
气虚体质	176
内热体质	177
气阴两虚体质	178
专题　从头到脚按一按，孩子一身轻松	179

附录1　小儿强身保健手指操　　　182
附录2　小儿推拿常用复式手法　　　186
附录3　循经推拿法　　　187

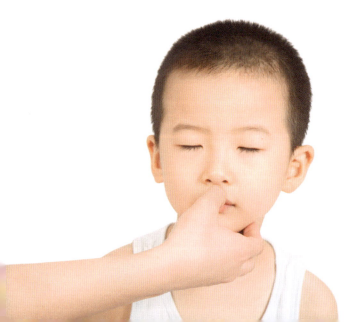

小儿推拿入门知识

为什么历代名医给小儿治病首选推拿

中国古代的不少名医都推崇小儿推拿，清代著名医家龚云林编撰过一本《小儿推拿秘旨》，书中说："小儿盖因体骨未全，血气未定，脏腑薄弱，汤药难施。一有吐泻、惊风、痰喘、咳嗽诸证，误投药饵，为害不浅。惟推拿一法，相传上帝命九天玄女，按小儿五脏六腑经络，贯串血道。因其寒热温凉，用夫推拿补泻。一有疾病，即可医治，手到病除，效验立见。"意思是说，给小儿治病，是药三分毒，不能擅自使用药物治疗，而推拿适用于小儿疾病调理。

小儿推拿效果好

小儿推拿效果非常好，原因在于孩子脏腑娇嫩，身体经脉比较顺畅，加上没有七情六欲的影响，所以稍微推拿就能见效，古人概括为"脏气清灵，随拨随应"。

而成人之所以效果不如孩子理想，是因为随着年龄的增长，脏腑内杂质越来越多，加上饮食不合理，不良情绪刺激等因素，经络穴位反应的灵敏程度已经远远不如小儿了。就像家里的电源开头，新开关无须用力，轻轻一点就可控制电源；但是使用时间较长的开关，想控制电源就得用力点按才行。

小儿推拿是一种中医外用治疗法，通过推、拿、按、摩、揉、拍等手法技巧施力于小儿体表特定部位或穴位上，疏通经络、调和气血、平衡阴阳，扶助人体正气，改善机体内部环境，调节脏腑器官生理功能，从而起到保健治病的作用。由于其操作方便、功效显著，能让孩子远离打针、吃药，特别是远离抗生素，越来越受到家长们的欢迎。

给孩子做推拿，相当于吃补药

小儿推拿并不难学，只要将每个穴位和病症联系起来，效果就等同于吃某种药。比如，脸色发黄、脾胃不佳的孩子，沿着他的大拇指外侧缘（脾经）从指尖向指根方向直线推动，效果等同于吃了人参和白术等中药，有补脾益气的功效。

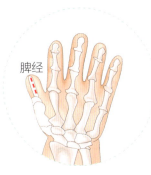
脾经

认识小儿的经络和穴位

虽然小儿推拿的原理和成人推拿原理一样，都是以刺激穴位、疏通经络作为治病保健的基础。但是，小儿推拿有它的特殊性，即除常用的十四经穴和经外奇穴与成人相同外，大多数为小儿推拿特定穴。这些穴位形态呈"点""线""面"状，多分布在头面部和肘关节以下，并以两手居多。

小儿穴位不仅有点状的，还有线状、面状的

这些特定穴位分布在全身各处，既有穴位点，也有随经络走向呈现出线状结构的，还有随着身体区域性反应而呈现出面状的。如一窝风、二扇门、小天心等都是点状的；三关、天河水、六腑、攒竹等都是线状的；腹、胁肋都是面状的。

成人推拿的攒竹穴，小儿叫"天门"

有的穴位在应用方面和成人推拿有相同的地方，比如关元、太阳、人中、足三里等穴。也有与成人推拿截然不同的地方，比如成人的攒竹穴，儿童称为"天门"。用拇指从两眉正中推向前发际，称为开天门。

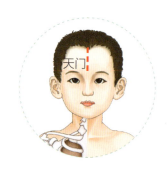

小儿经络的操作原则

小儿推拿的适宜年龄，以5岁以下效果较佳，对婴幼儿尤其适宜。但实际临床推拿调理的年龄也有超过5岁的，给较大年龄的孩子做推拿，常需要结合成人推拿手法。

小儿推拿操作顺序

小儿推拿常按照一定顺序进行，一般先头面，次上肢，再胸腹、腰背，最后是下肢；另外也可以先推主穴，再推配穴。

上肢部穴位，不分男女，可根据习惯和操作方便情况选择推拿左手或右手。一般保健调理或病症单一，单侧施术即可。

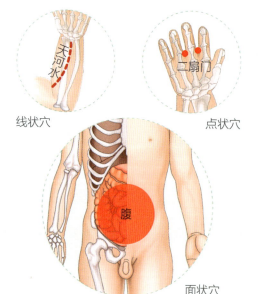

线状穴　　点状穴

面状穴

有时可根据小儿健康状况和病情轻重缓急或小儿体位，确定推拿施术的先后顺序。

如脾虚泄泻可先推上肢主穴，补脾经、补大肠经，后推腰背部配穴，推上七节骨、揉龟尾等。

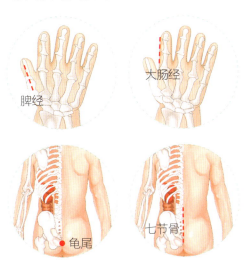

胃热呕吐，可先推颈项部主穴天柱骨，后推上肢配穴——揉板门、清大肠经等。

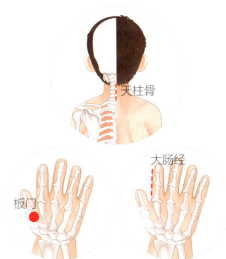

又比如在治疗时，小儿已经熟睡，可以先摩腹，避免醒时哭闹、腹肌紧张，影响调理效果。总之，调理应根据具体情况灵活掌握操作顺序。

小儿推拿操作时间、次数

小儿推拿的操作时间，要根据小儿年龄大小、体质强弱、疾病缓急和病情的轻重以及所用手法的特性等因素确定。

推拿调治的次数通常为每日1次；对急性热病等高热情况，可每日2次；养生保健调理或慢性病症调理可以隔日1次。推拿调理、治疗的时间每次20～30分钟，也可以根据具体情况灵活掌握。

轻松找准宝宝的穴位

一般来说，手指同身寸取穴法是最常用、最简便的取穴方法（以被推拿者的手指为标准来取穴的方法）。

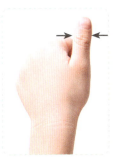

1寸
被推拿者拇指指关节的横度作为1寸。

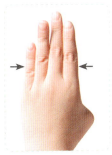

3寸
被推拿者将食指、中指、无名指、小指并拢，以中指中节横纹处为准，四指横度作为3寸。

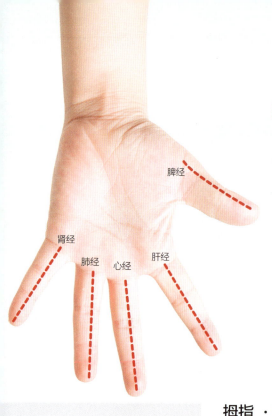

推五个手指，就能养护孩子五脏

孩子的五个手指分别与心、肝、脾、肺、肾五脏相对应，称为五经穴。经常在孩子五指上做推拿，就能保养孩子五脏。

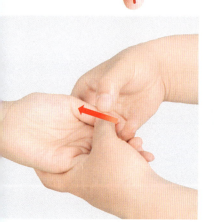

拇指·脾经

从孩子拇指桡侧（以手掌为例，靠拇指一侧称为桡侧）缘指尖到指根成一直线，是脾经的位置。

孩子脾胃虚弱，通常食欲缺乏、身体瘦弱。这种情况，可以经常给孩子补脾经。

方法 用拇指指腹从孩子拇指尖向指根方向直推脾经100次。

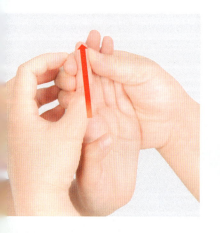

食指·肝经

孩子食指掌面指根至指尖成一直线，是肝经的位置。

中医认为，小儿"肝常有余"，也就是说很多孩子体内肝火大，容易出现发热、眼干等症状；肝又主怒，肝火大的孩子通常脾气大，容易哭闹。这种情况，可以给孩子清肝经。

方法 用拇指指腹从孩子食指根向指尖方向直推肝经100次。

中指·心经

孩子中指掌面指根到指尖成一直线，是心经的位置。

如果孩子总是一惊一乍，睡眠不安，属于心阴虚或心血虚；孩子无缘无故地流眼泪，属心热。可以给孩子清心经。

方法 用拇指指腹从孩子中指根向指尖方向直推心经 100 次。

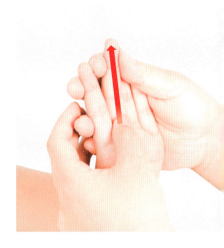

无名指·肺经

孩子无名指掌面指尖到指根成一直线，是肺经的位置。孩子说话没有底气、声音低弱，这可能与肺气虚有关；孩子体质差，经常感冒，这也是肺气不足的表现，可以给孩子补肺经。孩子感冒后发不出声音或者嗓音嘶哑，表明肺内有痰，应清肺经。

方法 补肺经：用拇指指腹从孩子无名指指尖向指根方向直推肺经 100 次；清肺经：用拇指指腹从孩子无名指指根向指尖方向直推肺经 100 次。

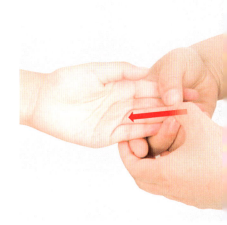

小指·肾经

孩子小指掌面指尖到指根成一直线，是肾经的位置。

中医认为，肾为先天之本，肾气虚弱的孩子往往会出现尿频、遗尿等问题。这种情况，给孩子补肾经就能固护肾气。

方法 用拇指指腹从孩子小指尖向指根方向直推肾经 100 次。

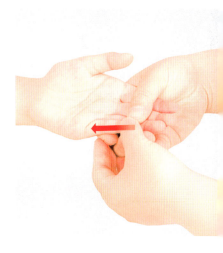

如何让宝宝轻松愉快地接受推拿

推拿是亲子沟通的一座桥梁，给孩子做推拿能很好地促进亲子情感。在推拿过程中，爸爸妈妈能够更好地了解孩子，孩子也能更深地感受到爸爸妈妈的爱。推拿可以将父母的爱手把手传递给孩子，灌输到孩子的心灵深处。因此，要让孩子愉快地接受推拿。

一边讲故事，一边做推拿

给孩子做推拿时，怎样做才能让孩子好好配合呢？可以先让孩子躺下来，对孩子说一些关爱的话语，拉近距离。然后，一边给孩子做推拿，一边讲故事给他听，让孩子精神放松、身心愉悦，逐渐对推拿产生兴趣。

用形象的比喻唤起孩子的好奇心

在给孩子做推拿时，可以用形象的比喻唤起孩子的好奇心。比如给孩子捏脊时，妈妈可以这样说："宝宝乖，妈妈给你学学蚂蚁如何上树。"一边给孩子捏脊，一边念叨。孩子如果觉得有趣，自然会欣然接受。

孩子好动不配合，可睡着后再捏

有些孩子天性好动，不喜欢被固定，不喜欢在身上捏捏揉揉。这时父母不要着急，可以等孩子睡着之后再推拿。但是有些父母会问："睡着后做推拿会不会没有孩子醒时效果好？"其实不然，睡着后推拿的效果和醒时是一样的。但要注意：推拿手法要轻柔，以免影响孩子正常睡眠。

德仁答疑

如何判断小儿睡眠是否正常？

正常情况下，孩子睡眠时安静舒坦、呼吸均匀而无声。当孩子睡眠不佳时，就会出现异常情况，比如多动、哭闹等。

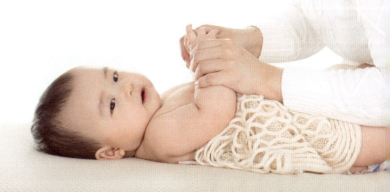

推拿方向、力度不同，调理作用不一样

在给孩子做推拿调理时，要遵循中医治疗的补泻之道。中医认为"虚者补之，实者泻之"，"补"即补正气之不足，凡能补充人体不足或增强机体功能的治疗方法，谓之"补"。"泻"即祛除体内的病邪。

小儿推拿中的补泻作用是怎样体现的

小儿推拿中的补泻作用，乃是手法刺激在人体的某个部位或穴位，使人体气血津液、经络脏腑产生相应变化。因此推拿的补泻必须根据小儿的具体情况，手法的轻重、方向、快慢、刺激的性质及调理的部位相结合，才能够得以体现。

手法刺激的性质和量与补泻的关系

对某个脏腑来说，强刺激能抑制生理功能，弱刺激能活跃兴奋生理功能。作用时间较短的重刺激，可抑制脏器的生理功能，谓之"泻"；作用时间较长的轻刺激能活跃兴奋脏器的生理功能，谓之"补"。即重刺激为"泻"，轻刺激为"补"。

手法频率和方向与补泻的关系

古人对手法频率与补泻的关系也有记载，明代医家周于蕃就认为"急摩为泻，缓摩为补"。就是说，频率缓慢的手法有补的作用，频率急疾的手法有泻的作用。

关于手法方向与补泻的关系有：旋推为补，直推为泻；顺经推为补，逆经推为泻；向心为补，逆心为泻；推上为补，推下为泻；由外向里推为补，由里向外推为泻；顺时针推为补，逆时针推为泻。

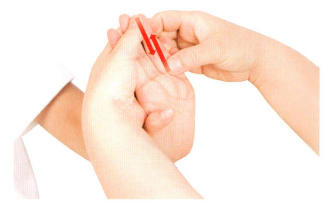

从无名指指尖推向指根为补，可补益肺气，防感冒；从无名指指根推向指尖为泻，可清肺火，调理小儿肺热咳嗽。

常用的小儿推拿介质

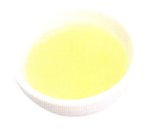

鸡蛋清

性凉,味甘。取鸡蛋一个,打一个小洞,倒出里面的蛋清作介质,有润滑皮肤、清热的作用。

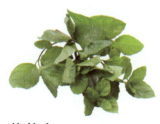

薄荷水

取少量鲜薄荷叶,捣烂后榨取汁液。有辛凉解表、消暑退热、润滑肌肤的作用。多于夏季选用,调理外感风热、小儿暑热导致的发热、咳嗽等病症。

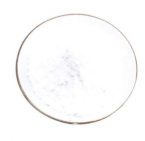

爽身粉

即市售的爽身粉。作用和滑石粉相似,吸水性强,可润滑皮肤。质量较好的爽身粉可以替代滑石粉应用。

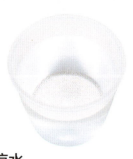

凉水

清洁凉水有清凉退热、润滑肌肤的作用,为小儿推拿常用介质之一,尤其适用于小儿外感发热。

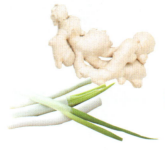

葱汁、姜汁

把生姜或葱白捣烂如泥状,取其汁液使用。葱汁、姜汁不但能润滑皮肤,还有辛温发散的作用,用作推拿介质有助于驱散外邪,多用于冬春季节的风寒感冒表证。

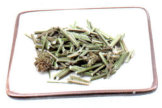

藿香汁

将鲜藿香叶、茎捣烂取汁。其性微温,可以解暑化湿、理气和中。蘸汁开天门、推坎宫、运太阳、推大椎,可以调理夏季感受风寒湿邪引起的头昏脑涨等。

小儿推拿注意事项及禁忌证

小儿推拿调理属外治疗法，具有简便、舒适、有效、安全的特点，其治疗范围较广，疗效显著，易为小儿及家长所接受。但也必须了解和掌握有关的注意事项和禁忌证，以免发生意外。

小儿推拿注意事项

1. 小儿推拿操作前，一般应准备各种推拿介质及消毒清洁用品。

2. 小儿肌肤柔嫩，推拿操作者应保持两手清洁，指甲修剪要圆润，防止操作时损伤小儿皮肤。

3. 在操作过程中，态度认真和蔼，耐心细致，随时观察小儿的反应。

4. 对小儿推拿操作施术，一般应先用柔和的手法，争取小儿配合。

5. 天气寒冷时，操作者要保持两手温暖，搓热双手后再操作施术，以免小儿因不良刺激产生惊惧，影响效果。

6. 对于惊厥的小儿，经治疗后，如症状仍不减轻，一方面应注意保持其侧卧位，使呼吸道通畅，防止窒息发生；另一方面要及时就医，采取综合措施，以免贻误病情。

7. 室内环境应安静舒适，干净整洁，空气流通，光线柔和，温度适宜，避免无关人员走动。

8. 推拿完后，操作者要认真清洗双手，保持清洁，避免交叉感染发生。

小儿推拿禁忌证

1. 某些急性传染病不适用于推拿疗法，如猩红热、水痘、肝炎、肺结核等。

2. 各种恶性肿瘤的局部应避免推拿施术。

3. 对患有出血倾向疾病的小儿，如白血病、再生障碍性贫血等，正在出血和内出血的部位应禁用推拿疗法。

4. 骨、关节结核和化脓性关节炎局部应避免推拿。

5. 烧、烫伤和皮肤破损未修复的局部禁施推拿。

6. 各种皮肤病患处不宜推拿施术。

7. 骨折早期未愈合的局部和截瘫初期阶段不适用推拿疗法。

8. 极度虚弱及危重病患儿和有严重的心、肝、肾脏疾病小儿不适用推拿疗法。

9. 对诊断不明确的急性病症，一般应首先明确诊断，确定治疗方案。

PART 1 德仁儿推特色手法

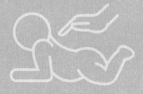

4 大手法特色

德仁儿推充分吸取了整体推拿手法的精华,从小儿的生理、病理出发,形成了具有自身特色的,符合小儿体质、状态,易于被小儿接受的操作方法。

轻快

"轻"指手法的力度轻,"快"指手法的频率快。小儿身体娇小柔弱,不耐重力,所以在推拿手法的力度上只能轻,不能重。轻手法固然刺激弱,但频率快,连续不断地作用于经穴,量的积累最终产生质变,以达到治疗目的,而且更加安全和适合小儿体质。小儿推拿强调手法轻而不浮,频率一般为 160~200 次 / 分。

柔和

"柔和"指手法动作的温柔,力量的缓和,变换的自如。使手法"轻而不浮,重而不滞",使"刚中有柔,柔中有刚",实现"刚柔相济"。柔和与力度较轻有关,但柔和不等于轻手法。柔和是一种状态,更是一种境界。这种境界和状态寓于各种手法之中,只有熟练掌握了某种手法和长期运用某种手法后,才会在不自觉间从手的操作过程中流露出来。

平稳

"平稳"是指手法的力度、频率和幅度等均在一定范围内波动。具体指操作某种手法时,其运动轨迹相对恒定,没有太大波动,切忌力度忽轻忽重,频率忽快忽慢,幅度时大时小。

着实

"着"有吸附的含义,"实"即实在的意思。"着实"是"轻而不浮"的落脚点。只有着实了,疗效才有保证。着实是指需要对小儿的体位和对小儿的推拿部位加以固定,才可达到手法如磁铁一般吸附于作用点。

德仁答疑

为什么给小儿做推拿,手法一定要轻?

因为孩子的皮肤比较娇嫩,用力过重会使皮肤受损,孩子感到痛苦容易产生抵触、抗拒心理,影响推拿效果。所以给孩子做推拿,手法必须要轻。

8 种常用推拿手法

扫一扫，看视频

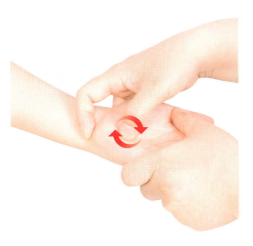

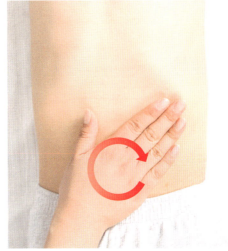

运法·稍重的环形运动

运法的力度比摩法稍重，比推法轻。运法的速度比推法慢。这种方法，孩子能愉悦地接受，调理效果也好。

方法 用拇指或食指、中指的指端按在穴位上，由此往彼做弧形或环形运动。

应用 常用于面状穴的操作，如运手掌内八卦、运小腹等。

要领 （1）注意沉肩、坠肘、松腕。（2）做运法时，宜轻不宜重，用指端在皮肤表面轻轻抚摸转圈，不要带动皮下组织。

摩法·较轻的环形运动

在皮肤表面做较轻的环形运动称为摩法。操作时，用手掌或手指在皮肤表面做回旋性运动。由于仅在皮肤表面轻轻摩动，手法轻柔，孩子能够愉快地接受。

方法 用手掌掌面或食、中、无名指指腹附于孩子身体的穴位或部位上，做环形的、有节律的摩旋。

应用 指摩法常用于点状穴位，如摩百会、摩中脘；掌摩法多用于腹部。指摩法稍轻快，掌摩法稍重缓。

要领 （1）紧贴皮肤，力度较轻，速度均匀，皮动肉不动。（2）食、中、无名指三指摩时，手指应并拢。

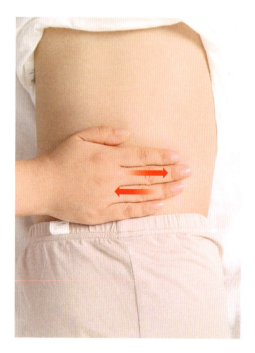
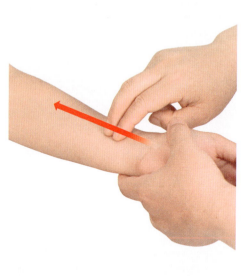

擦法·直线往返，温暖肌肤

用指、掌或鱼际紧贴皮肤，稍用力下压并做上下或左右直线往返摩擦，使之产生一定的热量，称为擦法。

方法 擦法分为指擦法、掌擦法、大鱼际擦法、小鱼际擦法4种。

应用 擦法属于温热刺激，能温经通络、温经散寒。如小鱼际横擦风池、风府可祛风解表散寒；擦命门可温补肾阳止遗；全掌擦关元可温阳止泻。

要领 （1）直线往返，不可歪斜。（2）着力部位紧贴皮肤，力度适中，不可擦破皮肤。

推法·有清有补，泾渭分明

在小儿推拿中，根据操作路径的不同，将推法分为四大类：直推法、分推法、合推法、旋推法。

直推法

方法 以拇指桡侧或指腹，或食、中二指指腹在穴位上做直线推动。

应用 主要用于线状穴。如用于头面部的开天门、推坎宫；用于上肢部的推三关、清天河水、退六腑；用于手指部的补脾经；用于下肢的推箕门。

要领 直推和分推时必须要始终如一，为直线单向操作。

分推法

方法 用两手拇指指腹或桡侧,或食、中二指指腹,自穴位向两旁做分向推动,或"八"字形推动。

应用 分推法多用于起式,能分理气血,激活经络与穴位。如分推肩胛骨。

要领 推动穴位时,动作要有节律性,用力均匀柔和。

分推法

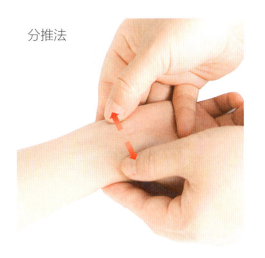

合推法

方法 用两手拇指指面自穴位两旁向穴中推动合拢,此法动作方向与分推法相反。

应用 合推法多用于收功,如合推手阴阳。

要领 拇指或食、中二指指间各关节要自然伸直,不要有意屈曲。

合推法

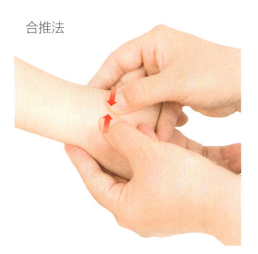

旋推法

方法 以拇指指腹在穴位上做顺时针方向回旋推动。运动轨迹与摩法、运法相同,但旋推法除了在皮肤表面有摩擦位移外,同时又带动深层肌肉做回旋运动。

应用 该法只用于五指指腹,作用于五经穴,如旋推脾经、肺经、肾经。

要领 该法与指摩法相似,但指摩法力度轻,不带动皮下组织,即"皮动肉不动",而旋推力度重,即"皮动肉也动"。

旋推法

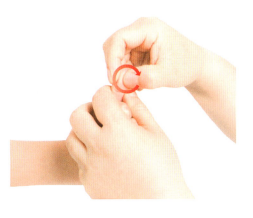

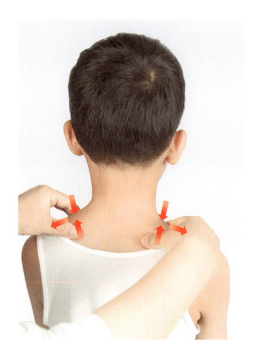 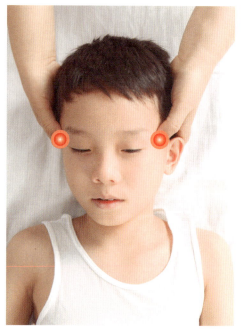

拿法·捏而提起

方法 用拇指与食、中二指相对捏住某一部位或穴位，逐渐用力内收，并做持续的揉捏动作。

应用 放松及消除疲劳的手法。具有疏通经络、活血化瘀之功，用于肢体疼痛、强直、肩背酸楚等，如拿四肢、拿肩颈。

要领 捏而提起谓之拿，操作时，肩臂要放松，腕掌要自然蓄力，用拇指指腹着力。

揉法·幅度由小到大，力度由轻渐重

方法 用指端或大鱼际或掌根，在某个部位或者穴位上，做顺时针或者逆时针方向回旋揉动。

应用 拇指或中指揉太阳，能镇静安神；掌揉多用于腹部，是治疗小儿腹痛、腹胀、食积、便秘等的重要方法；鱼际揉在面部运用较多。

要领 操作时，压力要均匀着实，动作宜轻柔而有节律性。

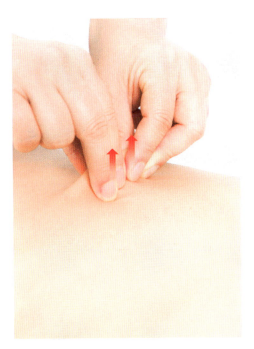
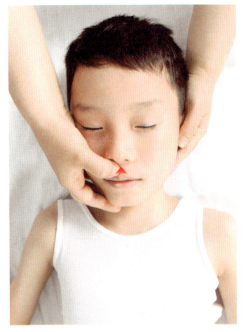

捏法·常用于捏脊

方法 用拇指桡侧缘顶住皮肤,食、中二指前按,三指同时提拿皮肤,双手交替捻动向前。

应用 本法多用于化积、化痰、行水,尤长于治疗疳积,临床又有"捏积"之称。

要领 操作时两手交替进行,不可间断,不要带有拧转,捻动须直线进行,不可歪斜。

掐法·常用于急救

方法 用拇指垂直用力,或用指甲掐患儿某处或某穴。

应用 临床上此法经常用于急救。

要领 用拇指指甲逐渐用力,垂直掐压穴位,掐时缓缓用力,切忌用猛力。

神阙静振法，呵护小儿元气

神阙穴，即肚脐，又名脐中，是人体任脉上的要穴。它位于命门穴平行对应的肚脐中。神阙静振法是德仁儿推的独特技法，具有健脾助运、培补元气、调和营卫之功效。神阙静振法以气机共振激发小儿元气，调理任脉、肝、脾、肾和大小肠的功能，重在调理小儿脾胃，温通气血，脾肾共补，先天后天同治。因此，不论是小儿日常保健，还是小儿先后天不足引起的多种病症和亚健康状态，神阙静振法都有良好的治疗、调理作用。

神阙穴与人体生命活动密切相关

母体中的胎儿是靠胎盘来呼吸的，属先天真息状态。胎儿脱离母体后，脐带即被切断，先天呼吸中止，后天肺呼吸开始。而脐带则紧连在脐中，没有神阙，生命将不复存在。人体一旦启动胎息功能，犹如给人体建立了一座保健站和能源供应站，人体的百脉气血随时得以自动调节，人体也就健康无病。经常对神阙穴进行保健，可使孩子真气充盈。

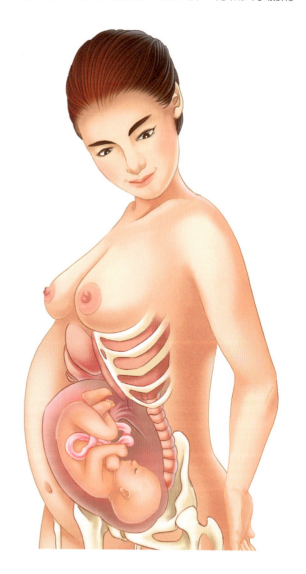

神阙静振法的操作

神阙静振法操作时要求手热心静，全神贯注，所谓"气行如泉、神静如岳"，是神阙静振法的操作要领。

呼按吸提

家长将手烤热或搓热，手心（内劳宫）轻覆孩子神阙穴（肚脐）上，手要轻，心要静，聚精会神于手掌，细心感受孩子的呼吸，随孩子呼吸逐渐调节自身呼吸以配合孩子呼吸，当两者呼吸达到同一频率后再逐渐以家长自身呼吸去引导孩子呼吸，呼按吸提，不即不离，动中有静，静中有动，动静结合，形成共振，是神阙静振法的关键。

动静结合

动静结合之动，从外而言，是随孩子呼吸的节奏呼按吸提，形成共振，是为动；从内而言，是指孩子的气机升降有序，气行如泉，此亦动，即所谓静中有动。动静结合之静，从外而言，家长的操作手应轻覆孩子神阙穴上，无按、压、摩、揉、推等动作，是为静；从内而言，家长当心无旁骛，凝聚于手，神静如岳，此亦静，即所谓动中有静。

临床应用

神阙静振法技法独特，疗效显著，操作简单，安全舒适，无任何痛苦，所以不论是小儿的日常养生保健，抑或小儿亚健康状态，还是脾系、肺系常见病症，甚至于小儿心理行为异常，都可以运用神阙静振法进行调理、治疗。

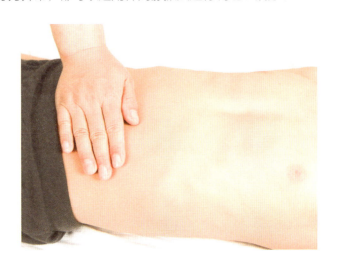

德仁儿推调理 8 法

小儿推拿是中医学外治法之一,虽不同于针灸,但其方法亦以中医基本理论为依据,不外乎补虚泻实,扶正祛邪,调和气血,使阴阳复归于平衡,达到保健身体、调理亚健康状态和治疗疾病的目的。

根据小儿生理、病理的特点,以外感病和内伤饮食居多。因此,在推拿调理上以汗、清、消法为主,常用的还有和、温、下、补、吐法等。

汗法

功　效 发汗,发散,也称解表法。

适应证 外感表证,如风寒外感和风热外感两种病症。

常用穴位 对风寒外感,常用开天门、推坎宫、运太阳疏风解表,用推三关、掐揉二扇门、拿风池、拿肩井疏风散邪,发汗解表;对风热外感,常用清天河水、揉小天心清热解表。

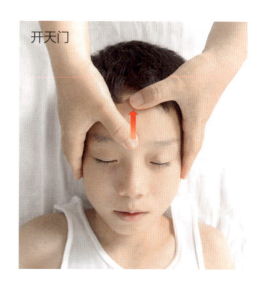
开天门

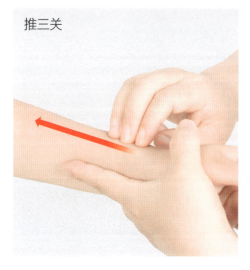
推三关

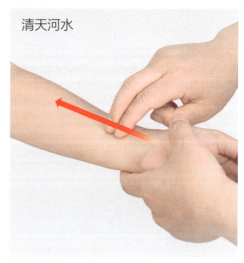
清天河水

清法

功　效 清热降火。

适应证 热邪羁留的热证。

常用穴位 在表者，当清热解表，常用清天河水、掐风池、揉二扇门；病在里且属气分大热者，当清其气分邪热，用清心经、退六腑、揉板门、掐四横纹、推小横纹等手法；在血分热者，当清热凉血，常用推脊、掐十宣、揉涌泉等。

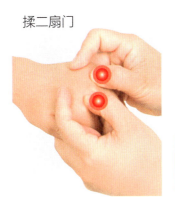
揉二扇门

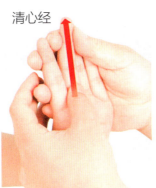
清心经

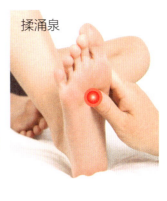
揉涌泉

消法

功　效 消食导滞。

适应证 饮食不节，乳食停滞。

常用穴位 常用揉板门、分腹阴阳、揉中脘、揉肚脐以健脾和胃，消食导滞，运达上下之气；顺运内八卦可宽胸理气，导滞消食；揉天枢可疏调大肠，理气消滞。

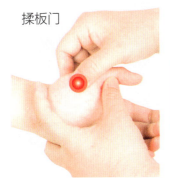
揉板门

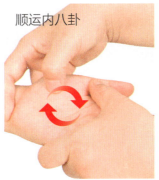
顺运内八卦

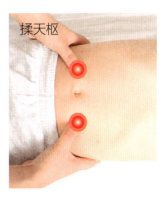
揉天枢

和法

功　效 和解，调和。

适应证 半表半里，气血不和，脾胃不和等证。

常用穴位 常用分阴阳、揉小天心来调和气血；用揉足三里、分腹阴阳等手法来调和脾胃。

温法

功　效 温里，祛寒，扶阳。

适应证 里寒证。

常用穴位 脾胃虚寒的小儿，常用揉一窝风、揉外劳宫、摩脐、揉丹田，温补脾胃，扶助正气。当出现阳衰邪陷时，常用揉百会、揉涌泉、揉外劳宫、推上三关、揉二马法等来温中散寒，回阳救逆。

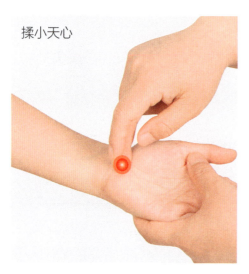

揉小天心

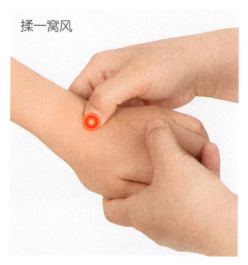

揉一窝风

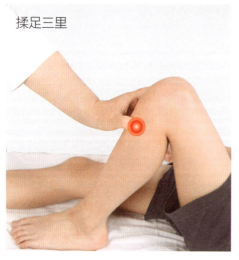

揉足三里

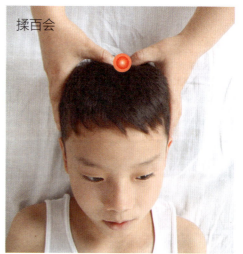

揉百会

下法

功　效 泻下通便。

适应证 宿食、燥屎留滞肠胃等实热证。

常用穴位 常用逆运内八卦、清大肠经、清肺经、摩脐、推下七节骨、揉龟尾等方法。

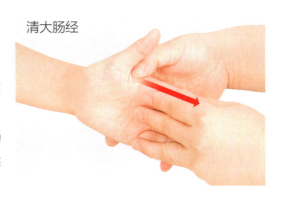

清大肠经

补法

功　效 补虚。

适应证 虚证。

常用穴位 补脾经、补肺经、补肾经、揉二马、揉丹田、揉肾腧、推三关、摩脐、捏脊、揉中脘、揉脾腧。

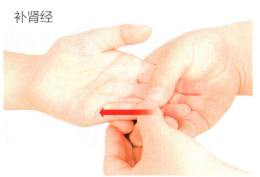

补肾经

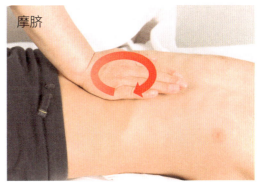

摩脐

吐法

功　效 通过引起呕吐，使停留在咽喉、胸膈、胃脘等部位的痰涎宿食或毒物从口排出。

适应证 咽喉痰阻、宿食留滞胃脘、误食的异物尚在胃中。

常用穴位 常用揉天突、中脘等手法催吐。

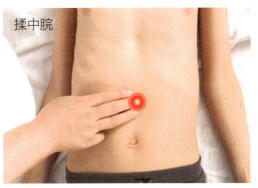

揉中脘

给孩子推拿，别用大人手法

小儿推拿能够提高孩子的免疫力和抵抗力，可以帮助其预防疾病。不过需要注意的是，大人的推拿手法和小孩的推拿手法还是有一定区别的。

大人做推拿，需要一定的力度才有效果

大人做推拿，需要一定的力度才会有好的效果，其手法大多以捏、压、按、推、搓、拿、揉等为主。关节部位还要用到扳法、摇法和拉伸法。为何大人推拿要用一定力度呢？因为大人的皮肤、肌肉、脏腑已经成熟，相对厚实、强壮，所以用力才会有作用。而孩子的皮肤、经络发育还不健全，脏腑还娇嫩，推拿手法不当很容易使孩子受伤。

小儿推拿动作要轻柔

给孩子做推拿，动作要轻柔，并且适当放慢，一般以运、摩、揉、推、捏为主。一般手法以大拇指朝内，其余四指朝外，手掌分开成八字形，沿着直线慢慢下推。推拿顺序可以由肩颈部从上往下走，也可从尾椎开始从下往上走至肩颈部，尽量使用揉法、捏法。遇到点状穴用指揉法，可用指腹来揉；遇到线状穴、面状穴可用掌心和掌根来揉。

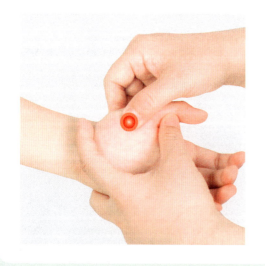

专家提醒：给孩子做推拿的手法要比大人复杂，主要是控制好力度。推拿时先给孩子抹上按摩油，避免搓伤孩子娇嫩的皮肤。冬天给孩子推拿腹部时，大人最好先将双手搓热。

PART

2

固命根,防百病,身体有妙药:图解德仁儿推特效穴

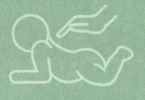

头面颈项部特效穴

开天门·主治感冒发热

"两眉间开天门解表降温,如感冒头无汗推法可行。"

——《诊疗与手法歌诀》

定位 两眉中间(印堂)至前发际正中的一条直线。

方法 拇指自下而上交替直推孩子天门30~50次,叫开天门。

功效 祛风散邪,通鼻窍。主治孩子外感发热、头痛、惊风、精神不振、呕吐等。

专家经验 对体质虚弱、出汗较多、佝偻病孩子慎用。

推坎宫·外感发热不用愁

"法治外感内伤均宜。"

——《厘正按摩要术》

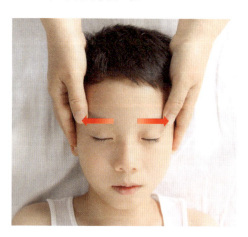

定位 从眉心沿眉毛两侧至眉梢的一条横线,左右对称排列。

方法 用两拇指指腹自孩子眉头向眉梢分推坎宫24次,叫推坎宫,也叫分阴阳。

功效 发汗解表,开窍醒目。主治孩子头痛、感冒、发热、头晕等症。

运太阳 · 缓解头痛

"揉太阳止头痛治眼红肿。"
——《诊疗与手法歌诀》

定位 位于眉梢和外眼角连线中点后的凹陷处。
方法 用拇指端按揉孩子太阳 50～100 次。
功效 主治孩子感冒、头痛、惊风等。
专家经验 主要用于外感发热。

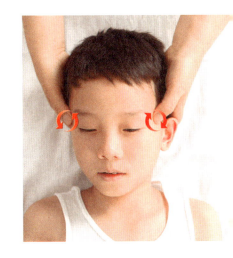

推运耳后高骨 · 预防风寒感冒

"拿耳后穴,属肾经能去风。"
——《推拿仙术》

定位 两侧耳后高骨下入发际凹陷中。
方法 用两拇指或中指分别推运孩子耳后高骨处 50 次,叫推运耳后高骨。
功效 镇惊安神,祛风解表。主治孩子感冒、发热、头痛、烦躁不安、惊风等。
专家经验 揉此穴可预防小儿惊风。

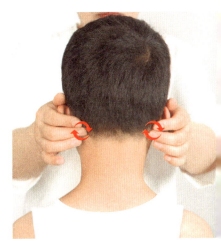

揉百会 · 安神定惊

"百会由来在顶心,此中一穴管通身。"
——《幼科铁镜》

定位 头顶正中线与两耳尖连线的交点。
方法 用拇指指腹轻揉孩子百会 10～20 次。
功效 百会为诸阳之会,按揉之能安神定惊,升阳举陷。主治小儿惊风、烦躁、脱肛、遗尿等症。

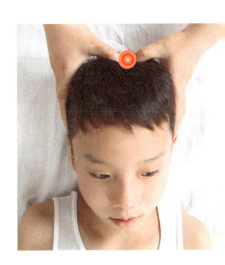

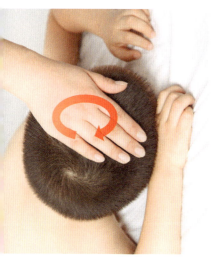

摩囟门·惊风鼻塞就找它

"小儿虽无病，早起常以膏摩囟上及手足心，甚辟寒风。"——《备急千金要方》

定位 前发际正中上2寸，百会前骨陷中。

方法 除拇指外，四指并拢。在孩子囟门部位摩1~2分钟。

功效 温通阳气，镇惊安神。主治头痛、惊风、鼻塞、神昏烦躁等。

专家经验 正常前囟门在婴儿12~18个月大时方能闭合，临床操作时手法需注意力度。

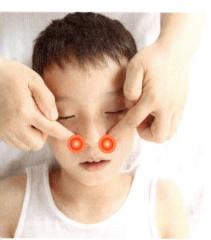

揉迎香·通鼻窍效果好

定位 鼻翼外缘，鼻唇沟凹陷中。

方法 用两手食指分按孩子两侧迎香，揉20~30次。

功效 宣通鼻窍。用于孩子鼻塞流涕、口眼歪斜，也用于感冒或慢性鼻炎引起的鼻塞流涕、呼吸不畅。

专家经验 孩子鼻塞时，两指按揉迎香直至鼻内有通气的感觉，手法要轻柔。

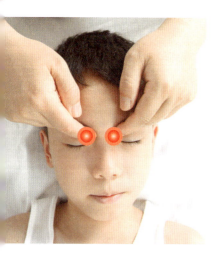

按揉睛明·明目止痛治眼疾

定位 目内眦旁0.1寸，左右各一穴。

方法 用食指端按揉孩子睛明（向眼睛正上方点揉）10~20次。

功效 明目止痛。主治孩子头痛、目赤肿痛、近视、弱视、斜视等。

拿风池·祛风散寒止头痛

"拿风池解表热开窍宁神。"
　　　　　　　　　——《诊疗与手法歌诀》

定位 枕外隆突下，胸锁乳突肌与斜方肌之间的凹陷中，左右各一穴。

方法 用拇、食二指提拿孩子风池 3~5 次。

功效 平肝熄风，祛风散毒。主治孩子外感风热、咽喉疼痛等。

专家经验 拿风池可治疗外感风寒引起的头痛、头晕。

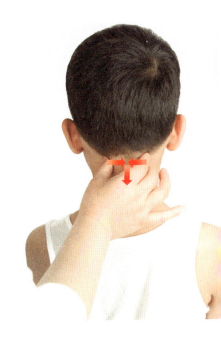

拿肩井·祛风通络生气血

"肩井穴按揉之祛风通络，治项强疗麻痹理气活血。"　　——《诊疗与手法歌诀》

定位 在大椎与肩峰连线的中点，肩部筋肉处。

方法 用拇指与食、中二指对称用力提拿孩子肩井 3~5 次，称拿肩井。

功效 疏通气血，发汗解表。主治孩子感冒、惊厥、上肢不能自如抬起等。

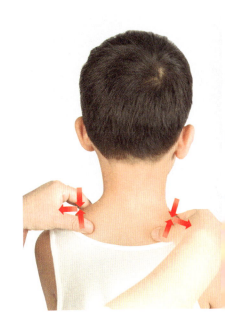

上肢部特效穴

推胃经·健脾胃，化积食

"大指端脾，二节胃。"——《厘正按摩要术》

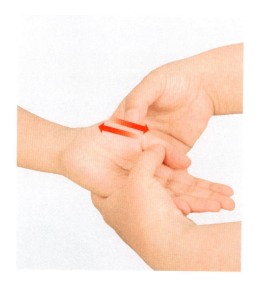

定位 拇指第一掌骨桡侧缘。

方法 用拇指指腹从孩子大鱼际外侧缘掌根处直推向拇指根100～300次，叫清胃经；反之为补胃经。补胃经和清胃经合称推胃经。

功效 清胃经可和胃降逆，泻胃火，除烦止渴；补胃经可健脾助运。主治孩子烦渴、食欲不振等。

推大肠经·清肠道，润气色

"推大肠调功能固肠涩便。"——《诊疗与手法歌诀》

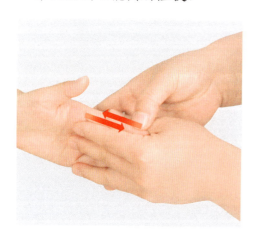

定位 食指桡侧缘，从食指端到虎口的一条纵向连线。

方法 用拇指指腹从孩子食指尖直推向虎口100～300次，叫补大肠经；从虎口直推向食指尖100～300次，称清大肠经。补大肠经和清大肠经合称推大肠经。

功效 补大肠经能温中止泻，清大肠经能清利肠腑。主治孩子便秘、腹泻等。

推小肠经·通利小便

"推小肠利小便泄泻能和。"

——《诊疗与手法歌诀》

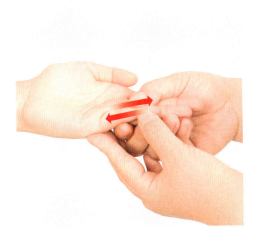

定位 小指尺侧边缘，自指尖到指根成一条直线。

方法 一手固定孩子的手，以另一手拇指指腹自小指尺侧缘由指尖直推向指根为补，称补小肠经，反之则为清小肠经。补小肠经和清小肠经合称推小肠经。分别操作100~300次。

功效 清小肠经能清下焦湿热，利尿通淋；补小肠经能温阳散寒。主治孩子小便赤涩、遗尿等。

推掐四横纹·清热除烦，健脾和胃

"四横纹，掐之退脏腑之热，止肚痛，退口眼歪斜。"

——《小儿推拿广意》

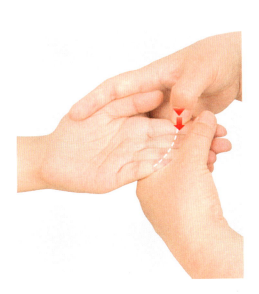

定位 食、中、无名、小指掌侧近端指关节处。

方法 将孩子左手四指并拢，以拇指端桡侧面着力，从食指横纹推向小指横纹，操作50~100次，称推四横纹；或以拇指指甲分别各掐揉5次，称掐揉四横纹。

功效 清热除烦，健脾和胃，消食导滞，行气除胀。主治孩子积食、腹胀、腹痛、气血不调、消化不良、气喘、口唇破裂、惊风等。

专家经验 本穴推为补，掐为泻。口渴、腹痛、发热宜掐之。

揉掐掌小横纹·止咳化痰有奇效

"小横纹穴：本穴为治喘咳、口舌生疮等症的效穴。又肝区痛疼时，揉之亦有效果。"
——《小儿推拿学概要》

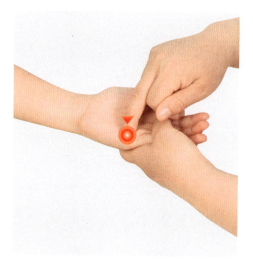

定位 在手掌面，小指根和掌横纹之间的细小纹路。

方法 用中指或拇指端揉按孩子掌小横纹，揉50~100次，再用指甲掐3~5次。

功效 掌小横纹为化痰要穴，主治咳喘、痰鸣、胸闷气促等。

运内劳宫·清热除烦

"点内劳清心热轻轻拂起，除烦躁退实热切莫忘记。"
——《诊疗与手法歌诀》

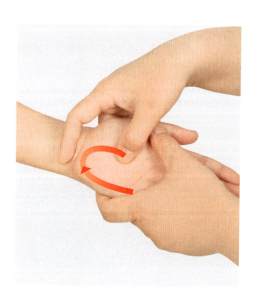

定位 掌心正中，屈指时中指、无名指之间中点。

方法 自孩子小指根起，经掌小横纹、小天心至内劳宫掐运，叫运内劳宫。

功效 除烦清热。主治孩子发热、烦渴、口疮、齿龈糜烂、虚烦内热等。

揉小天心·镇惊安神睡眠香

"揉此以清肾水之火。眼翻上下,掐之甚妙。"——《幼科推拿秘书》

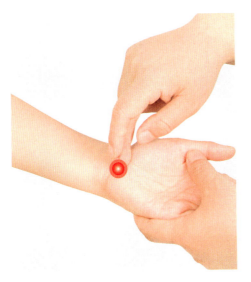

定位 手掌大小鱼际交接处凹陷中。

方法 用中指端揉小天心100~300次,叫揉小天心;用拇指指甲掐小天心5~20次,叫掐小天心;以中指端或屈曲的指间关节捣小天心5~20次,叫捣小天心。

功效 清热镇惊,明目安神,利尿通淋。主治孩子抽搐、惊风、烦躁、夜啼、小便赤涩、斜视、目赤肿痛等。

专家经验 有清热镇惊的作用,可有效解决孩子晚上睡不着、在床上翻来覆去的问题。

运内八卦·解决肠胃问题

"运八卦利中膈顺气行痰,化宿食止呕吐消除胀满。"
——《诊疗与手法歌诀》

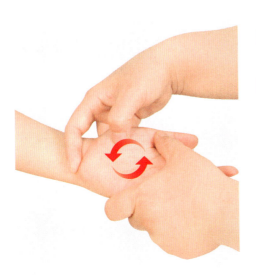

定位 手掌面,以掌心为圆心,从圆心到中指指根横纹的2/3为半径所做的圆。

方法 用运法,沿入虎口方向运,称逆运内八卦;沿出虎口方向运,称顺运内八卦。各运50次。

功效 顺气化痰,平衡阴阳。主治孩子气逆胸闷、呕吐、泄泻等。

专家经验 顺运止咳化痰,行滞消食;逆运和胃降逆止呕。

揉板门·助消化

"揉板门，促气攻，气吼气痛，呕胀用之。"——《小儿按摩经》

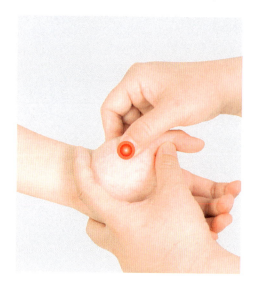

定位 手掌大鱼际中间最高点。

方法 用拇指端揉孩子板门100次，叫揉板门，也叫运板门。

功效 健脾和胃，消食化滞。主治孩子积食、腹胀、食欲缺乏、呕吐、腹泻、气喘、嗳气等。

专家经验 每天揉板门100次，可以帮助孩子消化。

分推手阴阳·总调一身阴阳

"分阴阳通经络理气和血。"——《诊疗与手法歌诀》

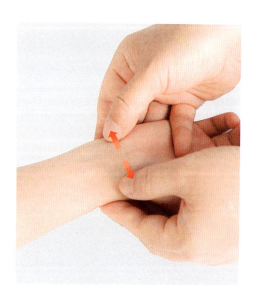

定位 在手掌根，掌后腕横纹两端，拇指侧凹陷处为阳池，小指侧凹陷处为阴池。

方法 用两手拇指指腹从孩子掌后腕横纹中间向两侧分推100~150次。也可用合推法。

功效 通经络，理气血。治感冒咳嗽、呕吐、呃逆、腹胀、泄泻。

专家经验 孩子实热证时要重分阴池，虚寒证时要重分阳池，以达阴阳平衡，气血调和。

掐总筋·治口舌生疮

"总筋穴，在大横纹下，指之脉络皆总于此，中四指脉总于此。"

——《幼科推拿秘书》

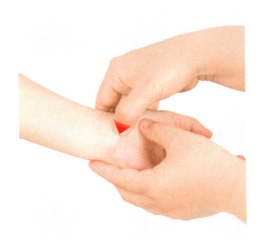

定位 在掌后腕横纹中点，正对中指处，相当于大陵穴。

方法 用拇指指甲掐孩子总筋，称为掐总筋，掐3~5次。

功效 掐总筋能镇惊止痉、通调气机。主治孩子口舌生疮、惊风、夜啼、抽搐、小便赤涩等。

专家经验 此穴又名"总经""总位""大横纹"，以指掐之，众经皆动，百病皆效。

揉端正·快速止鼻血

"提升止泻痢掐左端正，降逆止呕吐右端最灵。"

——《诊疗与手法歌诀》

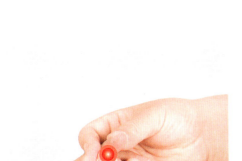

定位 掌背中指指甲根两侧赤白肉际处，桡侧左端正，尺侧右端正。

方法 用双手拇指指腹揉孩子左右端正30~50次。

功效 安神镇惊。右端正降逆止呕，左端正升阳举陷。主治鼻出血、惊风、呕吐、腹泻、痢疾等。

专家经验 小儿肌肤柔嫩，若要用掐法，以轻为宜。

掐揉二扇门 · 清热退火

"汗不出热不退揉二扇门。" ——《诊疗与手法歌诀》

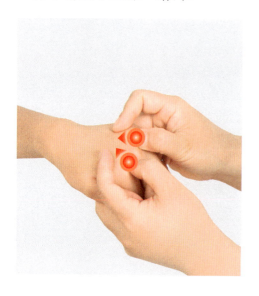

定位 掌背中指根本节两侧凹陷处。食指与中指交界处为一扇门，中指与无名指交界处为二扇门。

方法 用两手拇指端掐揉孩子二扇门50~100次。

功效 发汗解表，退热平喘。主治孩子身热无汗、惊风抽搐等。

按揉一窝风 · 风寒腹痛揉揉就好

"治腹痛治慢惊揉一窝风。" ——《诊疗与手法歌诀》

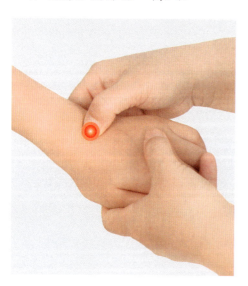

定位 手背腕横纹正中凹陷处。

方法 用拇指端按揉孩子一窝风100~300次。

功效 行气通络，温中止痛。主治孩子腹痛、关节疼痛、伤风感冒、惊风等。

专家经验 一窝风和外劳宫同样有温阳散寒的功效，但二者侧重不同，如打喷嚏、全身发冷等，按揉一窝风效果更好；如偶感风寒、饮食过冷等，揉外劳宫更有效。

推三关·让孩子气血两旺

"推三关培元气补虚除烦。" ——《诊疗与手法歌诀》

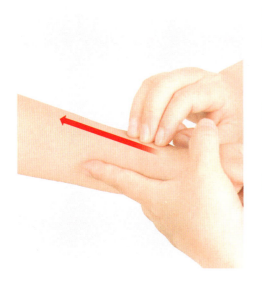

定位 前臂桡侧,阳池至曲池成一直线。

方法 用拇指桡侧面或中间三指沿孩子前臂桡侧从腕横纹推向肘横纹,称推三关。

功效 温阳散寒,发汗解表。主治孩子发热、恶寒、无汗、气血虚弱、病后体虚、阳虚肢冷及感冒风寒等虚寒病症。

专家经验 对调理虚寒性疾病效果佳,特别是一些经常生病、病后体虚的孩子,往往都可用推三关调补。

清天河水·退热见效快

"清天河去心火取凉退热。" ——《诊疗与手法歌诀》

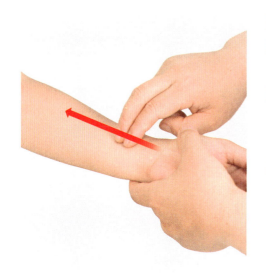

定位 前臂正中,总筋至曲泽成一直线。

方法 用食、中二指指腹自孩子腕向肘推100~300次,叫清天河水。

功效 清热解表,泻火除烦。主治孩子外感发热、内热、潮热、烦躁、口渴、惊风等热性病症。

专家经验 清法含有清凉之意,此法只有向上推一法。

下肢部特效穴

按揉足三里·健脾胃，消化好

"健脾胃助消化按足三里。" ——《诊疗与手法歌诀》

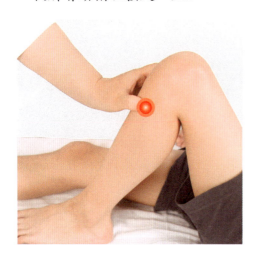

定位 外膝眼下 3 寸，胫骨前嵴外 1 横指处，左右各一穴。

方法 用拇指指腹按揉孩子足三里 30～50 次。

功效 健脾益胃，理气，通络。主治孩子腹痛、腹胀、腹泻、便秘等。

按揉三阴交·活血通络，健脾胃

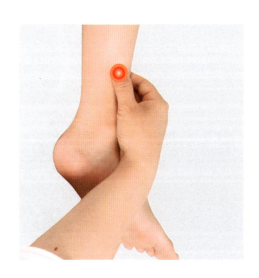

定位 小腿内侧，足踝上缘 3 寸，胫骨边缘的凹陷处。

方法 用拇指端按揉孩子三阴交 100～200 次。

功效 疏经活络，通调水道。主治孩子遗尿、小便不利、下肢无力、脾胃虚弱等。

专家经验 凡是孩子夜晚盗汗，口渴喜饮，伴有舌红苔薄者可按揉此穴。

揉太冲·清肝火，促睡眠

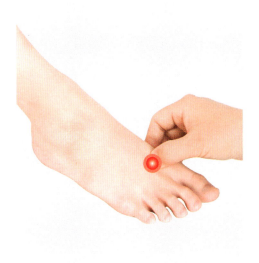

定位 足背侧，第一、二跖骨结合部之前凹陷处。

方法 用拇指指腹揉孩子太冲100~200次。

功效 疏肝理胃。调理头痛、眩晕、目赤肿痛、夜眠不安。

专家经验 揉太冲可调理孩子肝胃不和引起的呕吐以及腹痛腹胀。

揉涌泉·强壮筋骨长高个儿

"足底前凹陷处重揉涌泉，三焦热能下移引火归元。"
——《诊疗与手法歌诀》

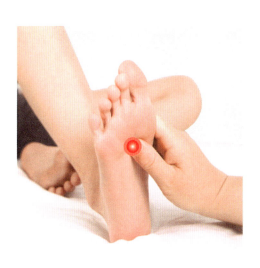

定位 足心，第二、三趾的趾缝纹头端与足跟连线的前1/3和后2/3交点处，屈趾时足心的凹陷处。

方法 用拇指按揉或推孩子涌泉50~100次。

功效 增精益髓，强筋壮骨。主治孩子发热、烦热、呕吐、腹泻等。

胸腹部特效穴

揉天突·快速止咳，催吐

"天突穴用手点可以催吐。"
——《诊疗与手法歌诀》

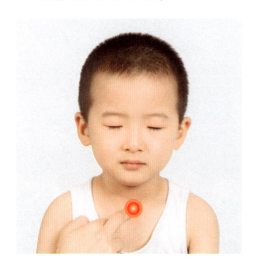

定位 胸骨上窝正中。

方法 用中指端按揉孩子天突30~60次。

功效 利咽宣肺，定喘止咳。主治孩子咳嗽、气喘、胸痛、咽喉肿痛、打嗝等。

专家经验 调治咳嗽时可一边揉天突，一边让孩子吐气，重复数次就能起到止咳功效。

揉膻中·宽胸理气，化痰湿

"膻中肺腧两穴同揉，除风寒退邪热寒热咳嗽。"
——《诊疗与手法歌诀》

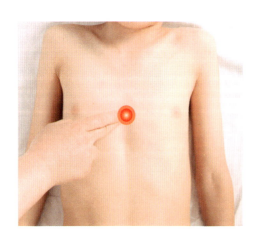

定位 两乳头连线的中点。

方法 用拇指、食指或中指指腹在孩子膻中部位施行揉法，称揉膻中，操作50~100次。

功效 理气和中，疏通经络，化痰止逆。主治孩子呕吐、胸闷、咳嗽等病症。

摩中脘·健脾和胃效果佳

"摩中脘除食闷消除积滞。"

——《诊疗与手法歌诀》

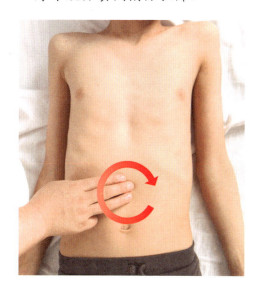

定位 肚脐上4寸，当剑突下至脐连线的中点。

方法 用食、中、无名指三指摩孩子中脘3~5分钟，叫摩中脘。

功效 健脾和胃，消食止胀。主治孩子胃痛、腹胀、呕吐等。

揉天枢·消化不好就揉它

"天枢穴用手揉行气消胀，助消化止泻痢肠功不良。"

——《诊疗与手法歌诀》

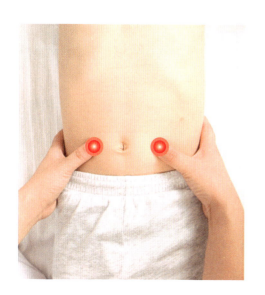

定位 脐旁2寸，横平脐中，左右各一穴。

方法 用拇指揉孩子天枢100~200次。

功效 疏调大肠，理气助消化。主治孩子腹胀、腹痛、腹泻、痢疾、便秘、积食不化等。

揉关元·缓解腹痛、腹泻

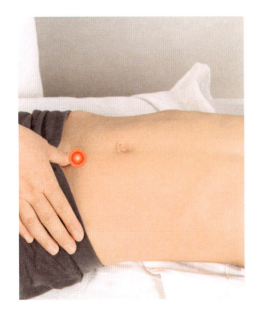

定位 位于脐下3寸。

方法 用拇指或中指揉孩子关元1~3分钟，叫揉关元。

功效 培肾固本，温补下元，健脑益智。用于体质虚弱，反复感冒、咳喘，长期腹泻的调理；也可调理尿频、遗尿等。

拿肚角·止腹痛有特效

"用拇指按肚角除满消胀。"

——《诊疗与手法歌诀》

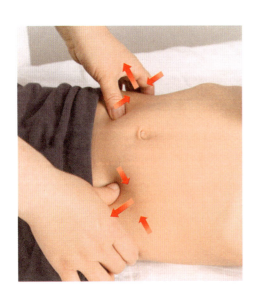

定位 肚脐两旁腹直肌（大筋）上。

方法 用拇指和食、中二指相对用力拿捏孩子肚角1~3次，叫拿肚角。

功效 止腹痛要穴。主治孩子寒性腹痛、伤食腹痛、腹泻等。

腰背部特效穴

揉大椎 · 清热解表效果好

"宣肺气平哮喘就揉大椎。"

——《诊疗与手法歌诀》

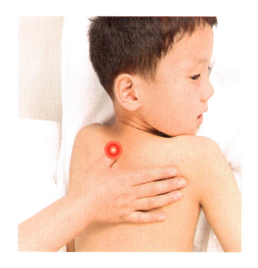

定位 后背正中线上，位于第七颈椎与第一胸椎棘突之间。

方法 每天用拇指或其余四指揉孩子大椎30~50次。

功效 清热解表。主治孩子外感发热。

揉肺腧 · 补肺气，止咳嗽

"肺腧穴，一切风寒用大指腹蘸姜汤旋推之，左右同。"

——《诊疗与手法歌诀》

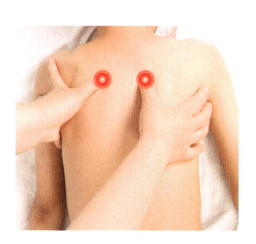

定位 第三胸椎棘突下，旁开1.5寸，左右各一穴。

方法 用拇指端按揉孩子肺腧50~100次。

功效 补肺益气，止咳化痰。主治孩子气喘、咳嗽、鼻塞、盗汗、便秘等。

揉心俞·益智安神

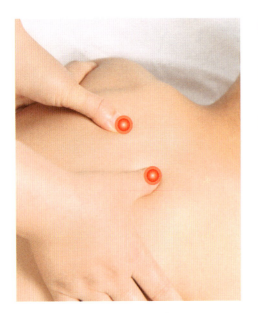

定位 第五胸椎棘突下，旁开1.5寸，左右各一穴。

方法 用拇指指腹按揉孩子心俞50~100次。

功效 补益心气，安神益智。主治孩子胸闷、烦躁、盗汗、惊风、遗尿等。

揉脾俞·让孩子胃口好

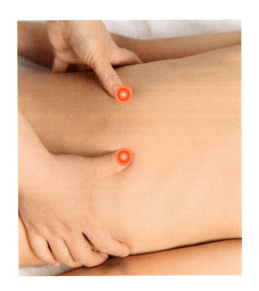

定位 第11胸椎棘突下，旁开1.5寸，左右各一穴。

方法 用拇指指腹按揉孩子脾俞10~30次。

功效 健脾和胃，助消化。主治孩子腹胀、腹痛、腹泻、呕吐、消化不良、积食等。

揉肾俞 · 补肾气，止遗尿

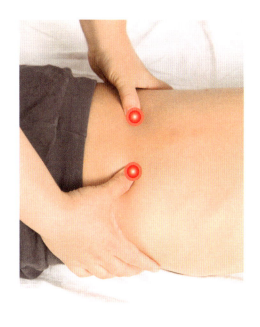

定位 第二腰椎棘突下，旁开1.5寸处，左右各一穴。

方法 用拇指指腹按揉孩子肾俞10~30次。

功效 补肾益气，强健身体。主治孩子腹泻、遗尿、耳聋、耳鸣、哮喘、水肿等。

揉命门 · 温补肾阳消水肿

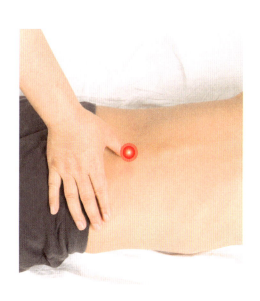

定位 第二腰椎棘突下凹陷中。

方法 用拇指指腹按揉孩子命门10~30次。

功效 培补肾气。主治孩子遗尿、腹泻、哮喘、腰脊疼痛等。

捏脊·强健脾胃促长高

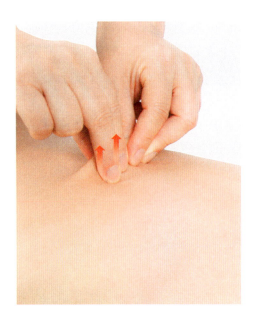

定位 后背正中，整个脊柱，从大椎至长强成一直线。

方法 用拇指和食、中二指合力自下而上提捏孩子脊旁1.5寸处，叫捏脊。捏脊通常捏3~5遍，每捏三下将脊背皮肤提一下，称为捏三提一法。

功效 清热解表，强身健体。主治孩子惊风、发热、腹泻、呕吐、腹痛、便秘等。

推七节骨·上推止泻，下推通便

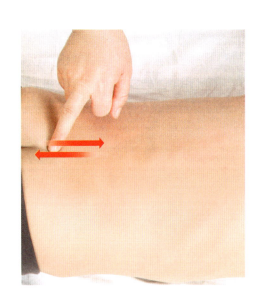

定位 第四腰椎至尾骨端（长强）成一直线。

方法 用拇指桡侧面或中指自下而上直推孩子七节骨50~100次，叫推上七节骨；反之为推下七节骨。

功效 泻火通便，温阳止泻。推上七节骨可止泻，推下七节骨可通便。主治孩子腹泻、便秘、痢疾、脱肛等。

PART

3

推拿首选脾胃,
护好后天之本

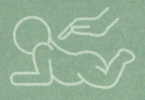

宝宝脾常不足，健脾胃，少生病

脾胃强大，孩子的抗病能力才强大

肾为先天之本，脾为后天之本。一个人脾胃功能的好坏影响其一生的健康。脾先天充足，需要靠父母的给予，一出生就已经决定了；而后天的养护有赖于脾对营养物质的吸收、运输和代谢。因此说，脾为气血生化之源，为后天之本。孩子的生长发育、抗病能力，都和脾的功能密切相关。

●脾的运化功能好，孩子消化好、吃饭香

中医说"脾主运化"，通常表现为运化水谷精微和运化水湿两个方面。

水谷精微通常是指食物中的营养物质。孩子吃的食物，在脾的作用下消化、吸收，再输送到全身。如果脾功能好，孩子就会吃饭香、消化好，身体也壮实。相反，如果脾功能不佳，无论摄入多少有营养的食物，孩子也消化不掉，身体自然虚弱。

运化水湿指的是脾参与水液代谢，如果脾虚，水湿运化功能失常，孩子就易患病，比如水湿停滞在肺，就会咳喘；停滞在肠道，就会腹泻，还会影响生长发育。

●脾摄血、生血能力强，孩子气血充沛长得高

"脾主统血"，指的是脾有摄血、生血的作用。一方面，脾能够统摄和控制血液在血管中正常运行，防止血液溢于脉外；另一方面，脾能够化生血液，也就是将食物中的营养物质输布全身，促进造血。

如果孩子脾虚，必定会血虚，血虚就会导致孩子体格、智力发育缓慢。

●孩子肌肉结实，脾功劳最大

中医认为，脾主一身之肌肉。孩子的体格发育离不开脾的呵护。脾气充沛，营养来源就充足，孩子肌肉结实、身体壮。

●脾与味觉关系密切

"脾开窍于口"，孩子脾功能正常，则味觉正常，吃什么都有味，吃饭香，身体就好。而脾功能失常，味觉也会发生变化，吃什么都没味，则会影响胃口，进而有碍身体发育。

宝宝脾胃很娇气，最容易受伤害

古人认为造成小孩子生病的原因无非两点：吃多了，冻着了。常见病症有咳嗽、发热、积食。只要保证脾胃的健康，基本就能解决小儿常见病症。

● 小儿脾常不足

脾为人体气血生化之源，脾不好，吃到肚子里的食物不能转化为气血输送到全身各处，各个脏器的功能就不能正常运转。

明代医书《幼科发挥》中说："小儿脾常不足，尤当调理，调理之法，不专在医，唯调乳母，节饮食，慎医药，使脾胃无伤，则根本固矣。"意思是说，孩子的脾通常比较虚弱，应着重调理，调理的方法不完全倚赖于医生，应该调节孩子饮食，谨慎用药，使脾胃不受伤害，就能使脾胃强大。并得出结论说，"调理脾胃者，医中之王道"。因此，家长一定要注意养护孩子的脾胃。

贪吃是孩子的本性。有句俗话叫"吃饭不知饥饱，睡觉不知颠倒"，就是形容小孩子的。但是，孩子的脾胃功能还未发育完善，如果吃太多肥甘厚腻的食物，就容易积食，伤到后天之本——脾胃。

脾胃虚弱了，孩子的营养吸收就会出现问题，个头会比别的孩子矮小，发育会比别的孩子晚，身体状况也没有别的孩子好。

● 哪些因素会损伤孩子的脾胃

外感六淫（自然界的风、寒、暑、湿、燥、火）

风邪容易引起厌食、呕吐、腹胀

寒邪易损脾阳，导致胃寒、呃逆

暑邪易导致夏天胃口不好

湿邪阻滞脾气，孩子会出现腹胀、食欲缺乏等症

燥邪耗伤津液，使脾胃失去濡养，导致孩子进食少、大便干燥

情志失调 忧思伤脾，脾气郁结，就会生病

小儿脾虚 10 大危害

小儿体质好坏的关键在于脾胃，脾胃差体质也就跟着变差了。

危害 1
腹泻或者便秘

脾虚泻： 孩子一吃就拉，因为不消化，一般拉的是稀便，含有未完全消化的食物。

脾气虚导致便秘： 脾气虚不能把津液传送至大肠，大肠就会变得干燥，从而形成便秘。

危害 2
体质差，容易感冒

脾气虚，孩子不好好吃饭，时间一长营养跟不上，体质自然会变差，容易被习惯性感冒盯上。

危害 3
不爱吃饭

脾是一个助消化的脏器，而脾气就是行使该职能的主角。脾气虚，胃的消化功能就会变弱。再让孩子多吃，更消化不了。所以孩子不想吃饭，是有原因的。

危害 4
比同龄孩子瘦小

脾虚导致吃饭不香，吃不好，孩子就不长个儿。

危害 5

体内湿气重

中医认为，诸湿肿满，皆属于脾。意思就是说，只要和湿气有关的问题，都会和脾有关，因为脾是运化水液的，而湿是水液凝聚而成的，就是本来是有用的东西，但是脾没有把它运送到需要的地方，最后变成了致病的因素——湿气。

危害 6

一感冒就容易咳嗽

脾气虚会导致经常感冒咳嗽。脾属土，肺属金，土生金，脾虚时间长了，就会影响肺气，而肺气虚会导致咳嗽。

危害 7

脾气大

孩子平时不好好吃饭，而且脾气还特别大。中医认为，这属于脾虚肝旺，肺脾气虚，金不克木，导致肝气过于强盛，容易发脾气。

危害 8

晚上睡觉出汗多

中医认为人体中的气具有固摄作用，脾气除了能够固摄脏器、防止脏器下垂外，还能够固摄津液。脾气虚，固摄津液的功能失调，孩子便会出现多汗的症状。

危害 9

爱流口水

中医讲"脾在液为涎"，孩子脾虚的时候就容易"垂涎三尺"，经常流口水。

危害 10

形成疳积，面黄肌瘦

脾气虚引起运化失常，形成积滞。积滞日久，水谷精微等营养物质不能被吸收，最终形成疳积而导致面黄肌瘦。

推拿宝宝这些部位，让脾胃变强大

扫一扫，看视频

常捏脊，宝宝消化好

在晋代名医葛洪的《肘后备急方》中，捏脊疗法作为医疗手段被正式记载，被誉为"华佗捏脊法"，从此被中医界广泛运用。

● 捏脊可以让孩子阳气充足

脊柱是人体奇经八脉中的督脉。督脉的作用是"总督一身之阳气"。经常捏脊可以让孩子阳气充足、精力充沛，还有助于智力发育。

● 捏脊可很好地调节脾胃功能

捏脊能调节脏腑的生理功能，使全身气血通畅，尤其是对脾胃功能的调节，还能促进消化吸收、提高抵抗力。

● 华佗捏脊法：捏三提一

捏脊法作用于背部督脉，督脉在后背正中线。捏脊方向为自下而上，从尾椎骨至颈部大椎穴。

一般捏3~5遍，以皮肤微微发红为度。在捏最后一遍时，常常捏三下向上提一次，称为"捏三提一"。应沿直线捏，不要歪斜。

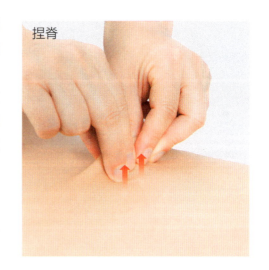

捏脊

揉揉肚子，宝宝能吃能睡不便秘

给孩子揉肚子，也称摩腹。中医认为，人体腹部为"五脏六腑之宫城，阴阳气血之发源"。揉肚子可充实孩子五脏，疏通脾胃之气，有助于促进消化。给孩子揉肚子，要针对不同的情形用不同的方法。

● 孩子大小便正常

如果孩子大小便正常，可以顺、逆时针各按揉腹部150次，平补平泻。

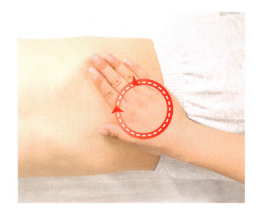

● 孩子大便干、小便黄

如果孩子大便干、小便黄，可以顺时针揉200次，逆时针揉100次，这是清中有补。

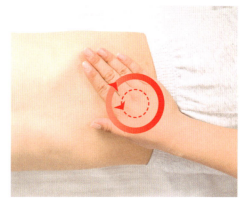

● 孩子大便稀、小便清

如果孩子大便稀、小便清，则逆时针揉200次，顺时针揉100次，以补为主。

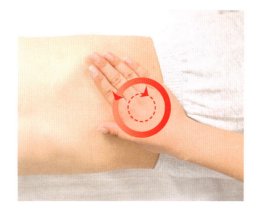

常揉足三里，比吃老母鸡还补脾胃

足三里是有名的强壮穴，对孩子的脾胃有很好的补益作用。中医有句古话叫"要使小儿安，三里永不干"，本来是指用化脓灸法对孩子的足三里进行艾灸，达到祛病保健的目的。平时在家，常给孩子按揉足三里，同样能取得健身防病的效果。

●"肚腹三里留"

《四总穴歌》中有一句话"肚腹三里留"，如果孩子有消化不良的早期症状，如不想吃饭、腹胀、恶心，按一按足三里，有助于促食欲。

●按揉足三里，健脾胃，长高个儿

按揉足三里有补益脾胃、健胃消食、强壮身体的作用，尤其适合脾胃虚弱的孩子的日常保健，对于发育不良、营养不良、感冒、虚喘等病症有很好的预防及治疗效果。

●按揉足三里的方法：用拇指指腹按

揉两侧的足三里，每侧按揉 100～200 次。如果是日常保健，按揉的力度可以轻柔一些；如果孩子有积食症状，按揉的力量要稍重一些，时间也可以适当长一些。

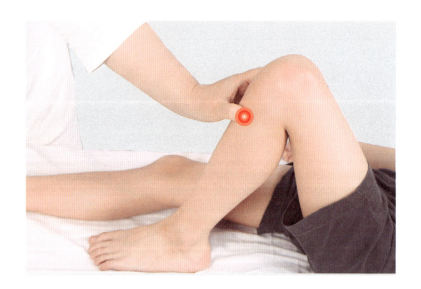

扫一扫，看视频

小胖墩不要愁，肚子上有两大减肥开关

为什么现在的孩子有不少是小胖墩，真正身体结实的却很少呢？经常听到小胖墩的家长满腹苦水："孩子胖，可不结实，身体总闹毛病。而且胖也妨碍运动，长大后不好看。"原因是多方面的，主要内因是孩子脾胃虚弱。

● 小胖墩是如何形成的

许多家长认为给孩子吃丰盛的食物，孩子就会充分吸收全面的营养。实则相反，这样喂养容易导致营养过剩、消化不良。譬如，孩子的脾胃能接受十分的东西，家长给它七八分正好，给它二十分，就会伤了孩子的脾胃。给孩子吃太多的高营养东西，很多是孩子不需要的，结果反而会脾虚，变得虚胖。

● 摩中脘，健脾消食不长胖

中脘穴位于肚脐上4寸，当剑突下至脐连线的中点，有健脾和胃的功效。用食、中、无名指三指摩中脘3~5分钟，可以消食健脾，预防和调理小儿肥胖。

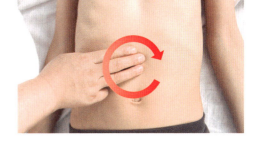

● 揉天枢，健脾胃、助消化

天枢穴位于脐旁2寸，横平脐中，左右各一穴，有理气助消化、通调肠胃的功效。用拇指或中指揉天枢100~200次，可以调理小儿肥胖、积食不化等问题。

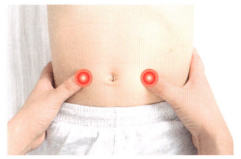

德仁答疑

预防小儿肥胖，平时饮食应注意什么？

食物宜选用蒸、煮或凉拌的方式烹调，要减少精加工的碳水化合物食物（如蔗糖、精白米面）的摄入，少吃或不吃糖果、甜食。另外，油炸、油煎及味重的食物也要限制。

脾与肺母子相生，健脾也要养好肺

运外劳宫，祛体寒、防感冒

外劳宫是个有趣的穴位，儿科常见的感冒、积食，它都能调治。

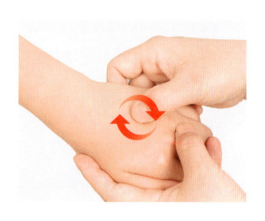

●神奇的外劳宫

许多人可能听说过手上有个"落枕穴"。如果哪一天起床发现脖子扭到了，痛的不能动，这就是落枕了。有经验的老人如果在你手背上揉一揉，你会感觉手背揉的地方很痛，但持续揉几下，脖子就能慢慢活动了。这个神奇的"落枕穴"就是外劳宫。外劳宫为什么有这样神奇的效果呢？因为它有温里散寒的作用，能把人体内的寒气散出来。

●外劳宫可驱除寒邪，预防感冒

季节更换的时候，家长们都害怕孩子感冒，按揉外劳宫就可以增强肺卫来预防感冒。按揉外劳宫是中医温法的代表，能够温里散寒，温经止痛，无论内寒外寒，脏腑之寒，经络之寒，都能驱逐出去。外劳宫能够"和脏腑之热气"，使人"遍身潮热"，揉一揉，就像喝了姜汤一般，最适合在冬季预防风寒感冒。

●运外劳宫，呵护孩子脾肺

运外劳宫具有温阳祛寒、升阳举陷的作用，兼能发汗解表。孩子脾胃虚寒就容易感冒，可以多运外劳宫。具体方法是：用拇指或中指指端运外劳宫100次。

 专家提醒 推拿外劳宫时，如果是日常保健，以拇指指腹轻轻按揉3分钟即可。如果孩子已有感冒症状，手法要重一些，推拿时间可延长至5分钟。

补肺经，肺气不虚咳喘少

孩子的病大多分为两类，一类是以积食为首的脾胃系病症，包括厌食、便秘、腹泻等；另一类就是以感冒为首的肺系病症，包括咳嗽、肺炎、哮喘等。调理肺系病症，孩子的小手上有一个特效穴，它就是五经穴中的肺经，经常按揉肺经，能呵护肺不被外邪侵犯。

●不管是感冒还是咳嗽，按孩子手上的肺经都有效

无论感冒还是咳嗽，都是由于肺遭到外邪入侵，肺卫不能有效抵抗，孩子就容易感冒。而这时推拿肺经，一方面可以帮助肺将外邪赶出去，另一方面又能帮助肺修补"城墙"，使肺卫更加坚固，使外邪不易入侵。

●补肺经，缓解肺虚引起的感冒、咳嗽

对于孩子因肺虚引起的感冒咳嗽（典型症状是：面色苍白，咳嗽声弱，咳痰无力），适当给孩子调补肺经，能增强肺卫之力。肺的防卫能力增强，孩子抵御外邪的能力就会增强，也就不容易感冒了。

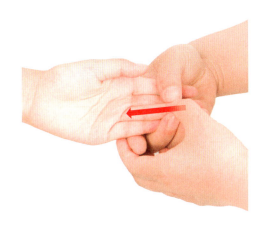

补肺经的方法：用拇指指腹从孩子无名指指尖向指根方向直推肺经100次。

德仁答疑

为什么说呵护孩子健康必须从养护好孩子的脾和肺开始？

古人认为孩子很少有心肝之火等问题，只要保证肺和脾的健康，基本就能解决大部分健康问题，所以肺和脾这两个脏器对孩子的身体十分重要，尤其是容易引发孩子感冒发热的肺。所以，当外邪侵犯孩子时，父母要第一时间想办法将外邪赶出去，让肺不受外邪侵害。

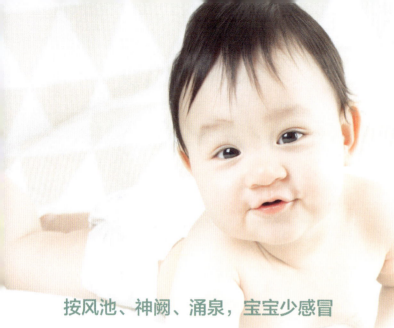

按风池、神阙、涌泉,宝宝少感冒

宋代词人李清照说"乍暖还寒时节,最难将息"。将息,就是保养的意思。这句话的意思是说,在天气忽冷忽热的时候,是最难保养的。而孩子对于气候环境变化又极为敏感,稍不注意,就会中招。

季节转换的时候,许多孩子就开始感冒了。大多数是早上起来咳两声,接着打喷嚏、流鼻涕,这就是明显的着凉受寒了。所以说,在冷暖交替的季节,要注意预防孩子感冒。

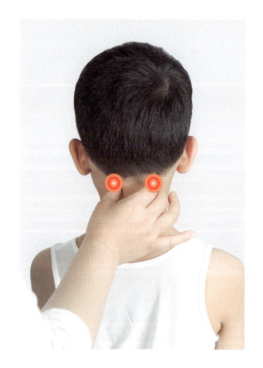

● 护好宝宝风池穴,阻挡风邪

中医认为,风为百病之长。人体有许多地方容易遭受风的袭击,所以将其命名为"风",如风池、风府等,这些地方基本都是风邪的藏身之所。尤其是在春天和冬天风邪盛的时节,一定要注意风池部位的保暖。白天出门要系好围巾,防止风邪进入体内。一般来说,只要保护好风池,通常不易着凉生病。

方法 用两拇指指腹或拇、食二指按揉孩子风池3~5分钟。

功效 平肝熄风,祛风散寒。主治孩子外感风寒。

● 晚上睡觉护好孩子肚脐

神阙穴是守护脾胃的关键，它最重要的作用就是培元固本。神阙穴位于腹中部，是下焦的枢纽，又邻近胃与大小肠，该穴能健脾胃、理肠止泻。护好孩子脾胃，就是护好了孩子的根本。神阙穴就是肚脐眼，胎儿依靠它输送营养，灌注全身，才使胎体逐渐发育，所以称之为"神阙"。因此，晚上睡觉要注意保护好孩子的肚脐，尤其是喜欢踢被子的孩子，要采取措施避免肚子着凉。

方法 顺时针按揉神阙2分钟，再逆时针按揉2分钟。

功效 温阳散寒，补气益血，健脾和胃。主治孩子腹痛、腹胀、吐泻、便秘等。

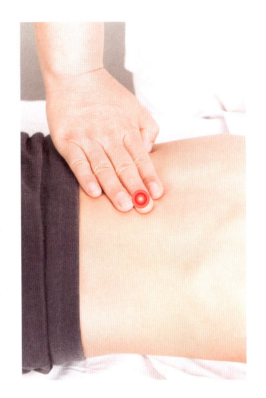

● 护好涌泉穴，提防寒从脚入

百病从寒起，寒从脚下生。平时不能让孩子在家里光着脚跑来跑去。一旦双脚受凉，第二天就可能感冒。因此给孩子穿好袜子，保护好涌泉穴非常重要。

方法 用拇指按揉或推涌泉50~100次。

功效 强肾健体，防止寒气入侵。

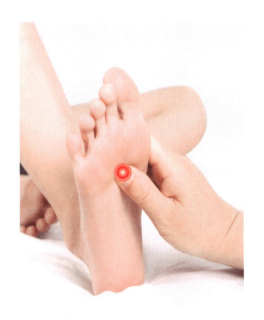

家长要明白的小儿生理病理特点

孩子的生理特点

1

脏腑娇嫩，形气未充

脏腑娇嫩。孩子出生之后，脏腑尚未发育完全，就像小禾苗一样，刚刚长出了头，非常娇嫩，一有什么风吹草动，便很容易伤到脏腑。

形气未充。孩子的形体与脏腑功能不像成年人那样充实强壮。如果天气突然变化，或者吃得太多，大人可以很好地调节适应，但孩子就容易生病。

孩子的生理特点

2

生机蓬勃，发育迅速

孩子是"纯阳"之体，生机蓬勃、发育迅速，正是"草木欣欣向荣"的样子。

孩子的病理特点

1

发病容易，传变迅速

孩子"脏腑娇嫩，形气未充"，所以一旦生病，就容易表现出"发病容易，传变迅速"的病理特点。《温病条辨》中说，小儿"邪气之来也，势如奔马；其传变也，急如掣电"。就是说孩子感受邪气发病，就像马奔跑起来那样快；而传变起来，又像闪电一样迅速。总之，很容易发生变化。

孩子的病理特点

2

脏气清灵，易趋康复

孩子的身体和成人不同，成人经过社会与自然中风风雨雨的多年浸染，身体里会有痰湿、湿热、瘀血等垃圾，这些都会影响身体脏气的清灵通达，导致生病后痊愈变慢。而孩子并没受到多种多样的"污染"，元气原本是充足的，脏气也很清灵，所以感受邪气生病后，正气就能够很好地调动起来祛除邪气，从而利于康复。

PART 4

3大日常保健推拿——强身、增高、益智

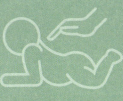

小儿强身推拿法

孩子身体强壮，自身的免疫力就好，不易被感冒、发烧等疾病盯上。使孩子保持良好的体质，除了补充必需的营养，还可以经常给孩子做做推拿。在穴位上按按捏捏，就能增强孩子的身体素质，让孩子身强体壮。

图解特效穴位

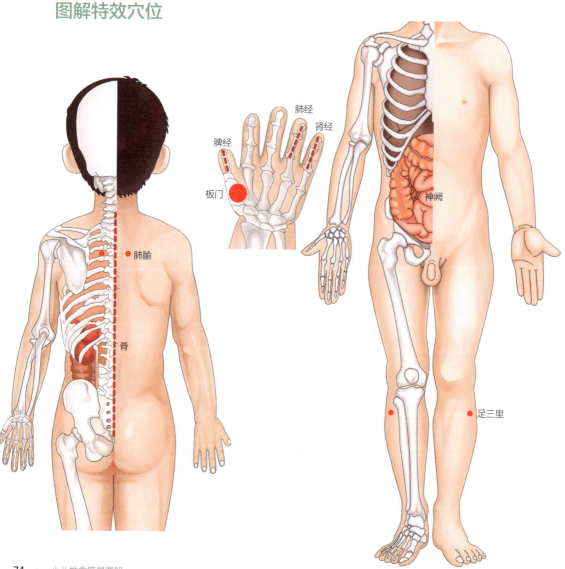

基本推拿方法

推拿关键词　补肺，健脾，强肾

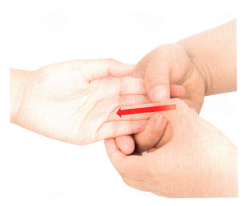

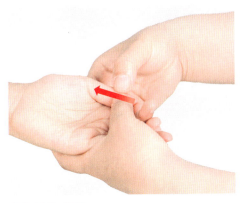

补肺经

用拇指指腹从孩子无名指指尖向指根方向直推肺经 300 次。可补肺益气，防止外邪入侵。

补脾经

用拇指指腹从孩子拇指指尖向指根方向直推 300 次。可健脾和胃，助运化，增强孩子体质。

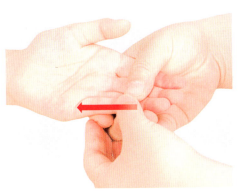

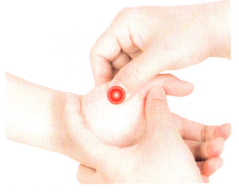

补肾经

用拇指指腹从孩子小指尖向指根方向直推肾经 300 次。可补肾益脑，强健身体。

揉板门

用拇指端揉孩子板门 3~5 分钟。可健脾和胃，通调气机。

专家提醒　中医认为，肾为先天之本，受五脏六腑之精而藏之，主生长发育。肾精的盛衰对各脏腑的功能都有影响，五脏六腑均需肾精的滋养，它是人体生命活动的动力源泉。有的孩子从小体质虚弱，动不动就生病，其实就是"先天禀赋不足"的表现，增强孩子体质，补肾经是很好的方法。

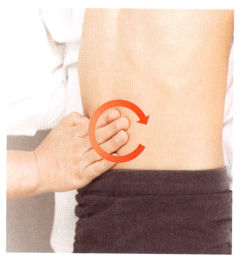

摩神阙

掌摩孩子神阙5分钟。可温阳散寒,补益气血,健脾和胃。

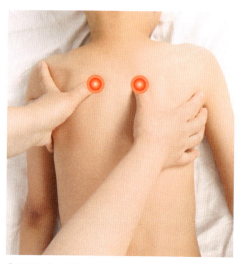

揉肺俞

用拇指指腹按揉孩子肺俞300次。可补肺益气,增强体质。

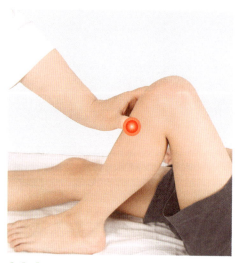

按揉足三里

用拇指指腹按揉孩子足三里48次。可健脾益胃,调补气血,强体质。

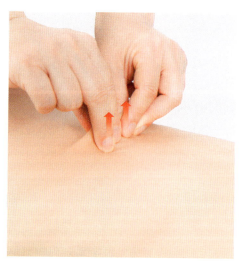

捏脊

由下而上提捏孩子脊旁1.5寸处3~8遍,每捏三次向上提一次。可调阴阳,理气血,和脏腑,通经络。

特效调理食谱

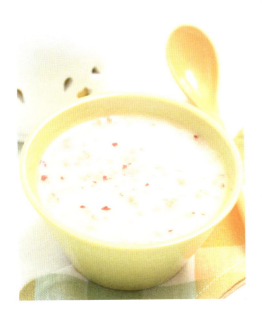

红枣核桃米糊

材料 大米 50 克,红枣 20 克,核桃仁 30 克。

做法
1. 大米淘净,清水浸泡 2 小时;红枣洗净,用温水浸泡 30 分钟,去核。
2. 将食材倒入全自动豆浆机中,加水至上下水位线之间,按"米糊"键,煮至米糊好即可。

功效 红枣可益气血,健脾胃;核桃仁可养肾补脑;大米可补肺气,增强孩子体质。

生活护理

1. 科学膳食健脾胃。小宝宝要按月龄添加辅食,不能急于求成,要遵照由一种到多种、由细到粗、由稀至稠,循序渐进,避免伤害脾胃。
2. 食欲不振不勉强。生病的孩子食欲都不怎么好,不能强迫孩子进食。否则不仅不利于胃肠功能恢复,还会造成积食、厌食。
3. 及时补充营养素。若医生检查后,确定孩子体弱多病是由于某种营养素缺乏所致,应及早配合医生的治疗,在医生的指导下合理补充所缺营养素。

德仁答疑

让孩子晒太阳,对强壮身体有帮助吗?

每天带孩子到户外接受一些自然光照,能给孩子的体内注入阳气,又能保证孩子的免疫系统正常工作,可以有效预防佝偻病。但要避免在室外暴晒,以免晒伤。

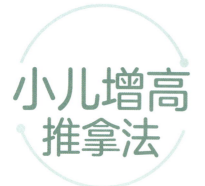

让孩子增高长个儿,是每位父母的期望。如果要想充分发挥孩子身高增长的潜力,首先要保证均衡的饮食营养和充足的睡眠,以及让孩子科学地锻炼身体。在此基础上,配合一些有利于孩子长高的推拿,会有更好的效果。

图解特效穴位

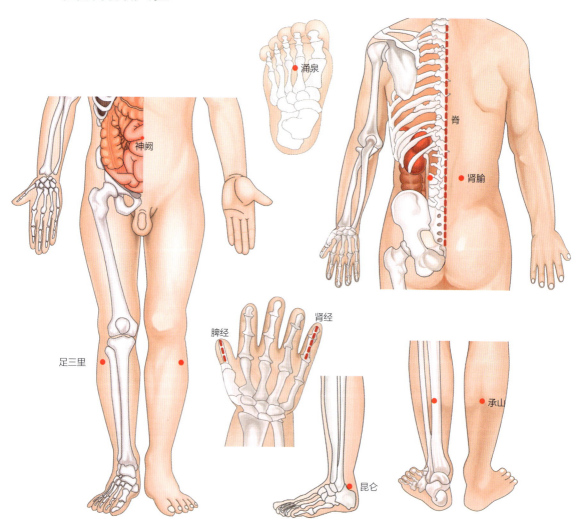

基本推拿方法

推拿关键词 补肾益髓，促进骨骼生长

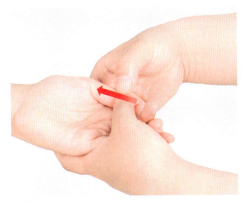

补脾经

用拇指指腹从孩子拇指尖向指根方向直推 300 次。可健脾和胃，助运化，增强孩子体质。

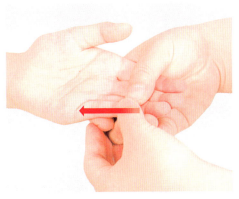

补肾经

用拇指指腹从孩子小指尖向指根方向直推肾经 300 次。可补肾壮骨，促进孩子长个儿。

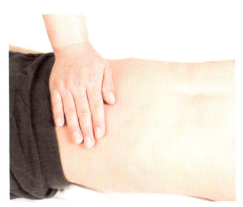

神阙静振法

将手烤热或搓热，手心（内劳宫）轻覆孩子神阙（肚脐）上，根据孩子呼吸节律，呼按吸提，操作 15 分钟。可培补元气，促进孩子长个儿。

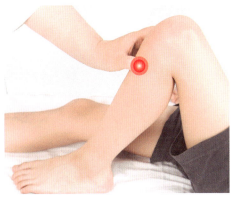

按揉足三里

用拇指指腹按揉孩子足三里 48 次。可健脾益胃，调补气血，强筋壮骨。

专家提醒 小儿肾功能失常，就会造成骨骼发育不良或生长迟缓，骨软无力等。所以孩子要长高个儿，就要补好肾。

扫一扫，看视频

扫一扫，看视频

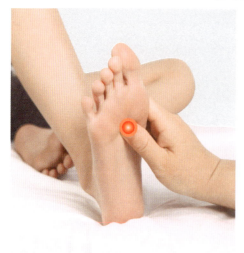

按揉涌泉

用拇指指端按揉孩子涌泉300次。可补肾壮骨，促进骨骼发育。

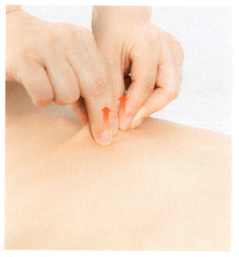

捏脊

由下而上提捏孩子脊旁1.5寸处3~8遍，每捏三次向上提一次。可调阴阳，理气血，和脏腑，通经络。

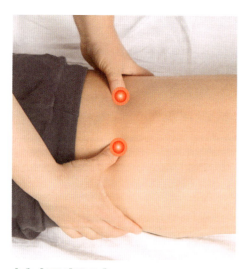

按揉肾腧

用拇指指腹按揉孩子肾腧48次。培补肾气，强壮骨骼。

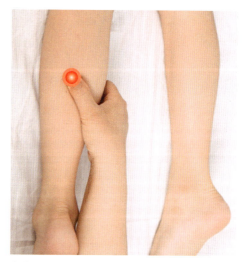

按揉承山

孩子俯卧，屈腿，父母按揉其承山48次。可以缓解孩子下肢抽搐、生长痛等。

特效调理食谱

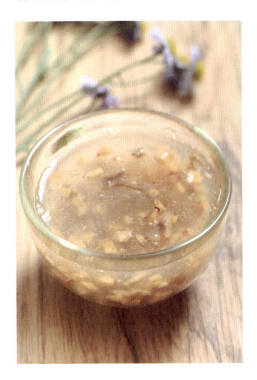

红枣栗子羹

材料 板栗 100 克,红枣 3 枚。

调料 水淀粉 10 克,糖桂花 2 克。

做法

1. 板栗去壳去皮,上锅蒸熟,放凉后切成粒;红枣洗净,蒸软,去核,切碎。
2. 锅中加水,放入板栗粒、红枣碎,烧开。
3. 用小火略焖,加糖桂花,淋水淀粉勾薄芡即可。

功效 红枣能补血养脾,搭配板栗食用,能起到补肾强筋骨的作用,可以促进孩子长个儿。

生活护理

1. 春夏为小儿增高的最佳时段,应增加孩子的户外运动,如跳绳、跳高或游泳。
2. 要给孩子多吃些富含各类营养的食物,如补充蛋白质的豆制品、蛋、鱼虾、奶类、瘦肉等,富含维生素 C 等蔬菜、水果等,保证摄入适量的钙质,这对长个儿是很有益处的。
3. 充足的睡眠是促进孩子长高的重要保障。科学家们发现,生长激素分泌高峰是在睡眠状态下——在晚十点以后,而且持续较长时间。希望孩子长个儿,要让他在晚上十点以前就寝。

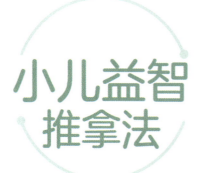

小儿益智推拿法

促进孩子智力发育,让孩子头脑聪明,"不让孩子输在起跑线上"。通过揉按穴位,就能起到改善脑部血液循环、增强记忆力等效果。

图解特效穴位

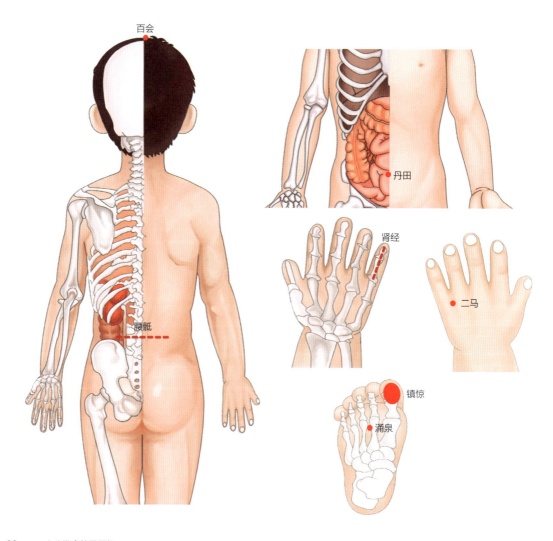

基本推拿方法

推拿关键词 补肾精,促进大脑发育

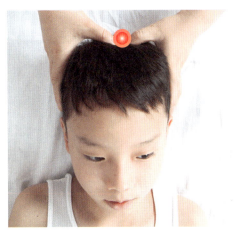

揉百会

用拇指指腹轻揉孩子百会 10 次。有健脑益智的功效。

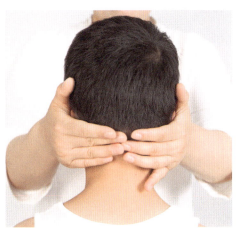

鸣天鼓

双掌同时从孩子两耳后向前使耳郭折叠,耳窍密闭;中指紧贴头皮,食指指腹置于中指背面,快速从中指背滑下,弹击后脑勺,发出嘣嘣声响,如同鸣鼓。坚持 24 次。可通窍醒脑,健肾益智。

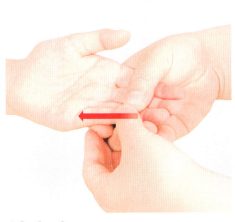

补肾经

用拇指指腹从孩子小指尖向指根方向直推肾经 300 次。可补肾健脑。

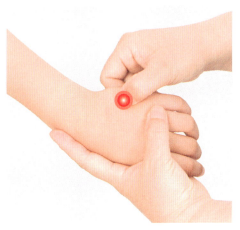

揉二马

用拇指端揉孩子二马 3 分钟。能滋阴补肾,健脑。

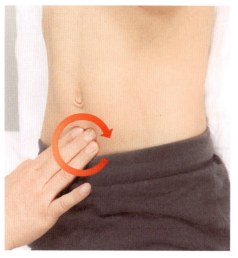

摩丹田

用食指、中指和无名指摩孩子丹田300次。能培肾固本,温补下元。

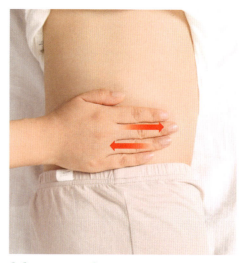

擦腰骶部

用手掌擦孩子腰骶部,直至透热为度。

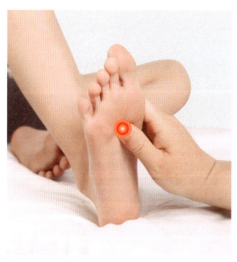

揉涌泉

用拇指端按揉孩子涌泉300次。可补肾益精,健脑。

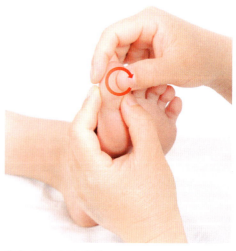

旋推镇惊

用拇指旋推孩子镇惊48次。可补肾安神,保护大脑。

特效调理食谱

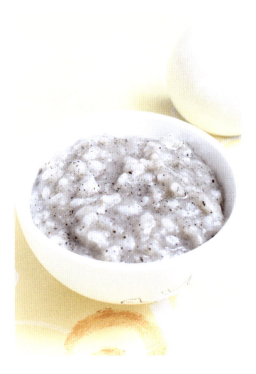

黑芝麻大米粥

材料 大米40克,黑芝麻10克。

做法

1. 黑芝麻洗净,炒香,研碎;大米淘洗干净。
2. 锅置火上,倒入适量清水大火烧开,加大米煮沸,转用小火煮至八成熟时,放入黑芝麻碎拌匀,继续熬煮至米烂粥稠即可。

功效 黑芝麻中蛋白质、卵磷脂、不饱和脂肪酸含量较丰富,常食可以活化脑细胞,达到健脑益智的效果。

生活护理

1. 每天要给孩子喝足水。因为饮水不足会使孩子肾精亏损,肾为脑髓,肾精不足易使大脑发育迟缓。
2. 多吃健脑益智食物,比如山药、核桃、豇豆、黑芝麻、海带、牛肉等。
3. 睡前给孩子讲故事。睡前讲故事,是开发孩子想象力的好时机。

德仁答疑

适当多吃一些坚果类食物,对孩子健脑有什么好处?

杏仁、核桃、松子、榛子等坚果是很好的补脑食物,但不适合小宝宝直接进食,因此需要将这些食物用磨碎机磨成粉状,加在三餐中,可以增加口感,促进食欲。

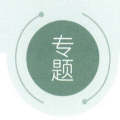

孩子四季保健推拿

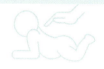

 春季　养肝保平安

中医认为，春季补五脏以养肝为先。这是因为春季为肝气旺盛之时，肝气旺则会影响脾，所以春季容易出现脾胃欠佳。要护理好孩子脾胃，先要把肝养护好。

 夏季　养心身体健

中医说，养心在于夏。在夏季呵护好孩子的心脏，让孩子心神安宁、身体康健。

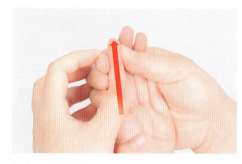

清肝经

用拇指指腹从孩子食指根向指尖方向直推100次。可以清肝泻火，防止孩子春季上火。

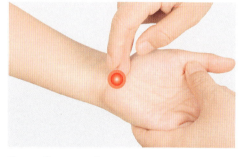

揉小天心

用中指揉小天心1~3分钟。能清心经之热，防止孩子在夏天口舌生疮、目赤肿痛。

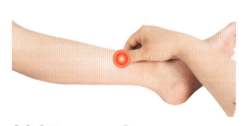

按揉三阴交

用拇指或食指指端按揉孩子三阴交100次。有健脾益血、调肝补肾的功效。

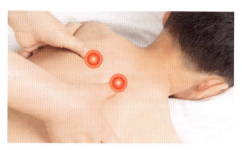

按揉心腧

用双手拇指端按揉孩子心腧30次。可补益心气，安神益智。

秋季　养肺秋不燥

秋天气候变得干燥凉爽，这正是孩子肺气旺盛的时候。由于孩子的身体器官发育不完善，容易因气候变化引发感冒、咳嗽等病症。所以，秋季养肺是关键。

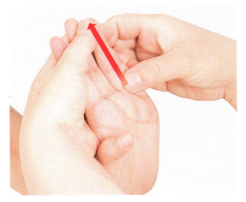

清肺经

用拇指指腹从孩子无名指指根向指尖方向直推肺经300次。可清热宣肺，预防秋燥咳嗽。

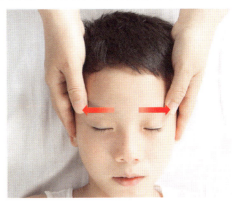

推坎宫

用两拇指指腹自孩子眉头向眉梢分推坎宫24次。推坎宫可疏风解表，调和阴阳与气血。

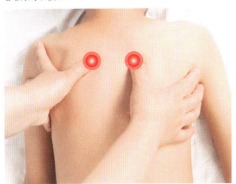

揉肺腧

用拇指指腹按揉孩子肺腧30~50次。可补肺益气，止咳化痰。

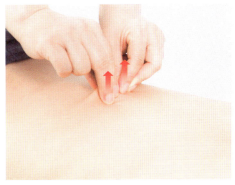

捏脊

由下而上提捏孩子脊旁1.5寸处3~5遍，每捏三次向上提一次。提捏力度要适中。能理气血、和脏腑、通经络，具有强身健体的功效。

冬季 养肾发育好

冬季人体新陈代谢水平较低，需要依靠肾来发挥作用，以保证生命活动适应自然界变化。在冬季，肾调养好，机体更易适应严冬变化，否则就会"肾失所养"，从而引发疾病。

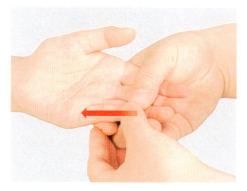

补肾经

用拇指指腹从孩子小指尖向指根方向直推肾经300次。可补肾，使孩子身体强健。

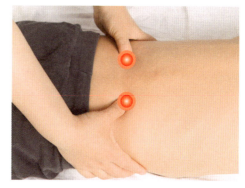

揉肾腧

用拇指指腹按揉孩子肾腧30次。可补肾益气，强健孩子身体。

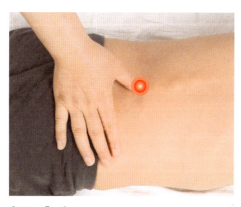

揉命门

用拇指指腹按揉孩子命门10～30次。可培补肾气，滋养阳气。

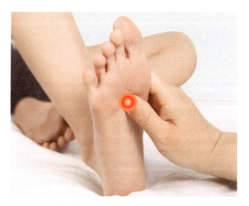

揉涌泉

用拇指指腹按揉孩子涌泉100次。可滋阴益肾，培补先天。

PART

5

应对 9 种多发病，一推就见效

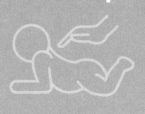

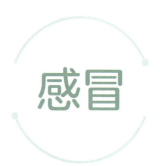

感冒

感冒是小儿常见病,一年四季均可发生,常伴有发热、恶寒、咳嗽等。孩子感冒时,推拿有助于消除不适。

常见类型及表现症状

风寒感冒:多发生在秋冬,表现为怕冷、发热、无汗,四肢关节酸痛,流清涕,咳嗽,痰稀色白,舌苔薄白。

风热感冒:表现为高热,怕风或怕冷,咽痛,口干,咳嗽痰黄,流黄涕。

感冒伴咳嗽:感冒伴有咳嗽、痰多,有的孩子咳不出痰。

图解特效穴位

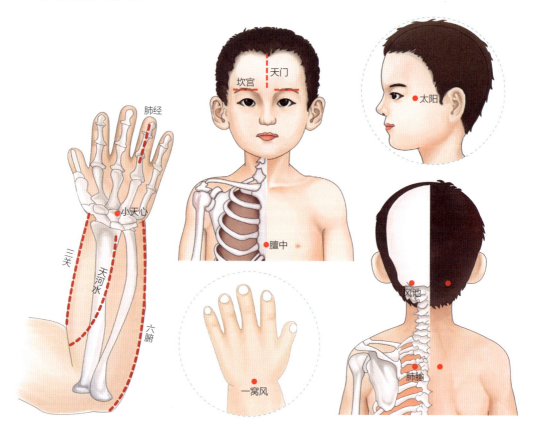

基本推拿方法

推拿关键词 疏风解表，固护肺卫

扫一扫，看视频

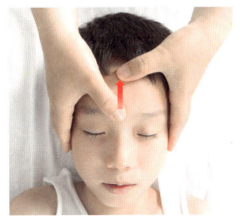

开天门

用拇指自下而上交替直推孩子天门50次。可疏风解表，调理感冒。

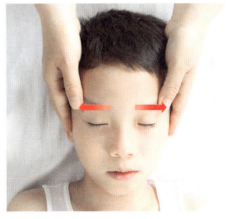

推坎宫

用拇指指腹自孩子眉头向眉梢分推坎宫24次。可发汗解表，缓解感冒。

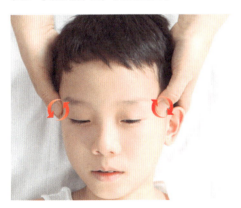

运太阳

用拇指端向耳方向运孩子太阳50次。能疏风解表，治头痛。

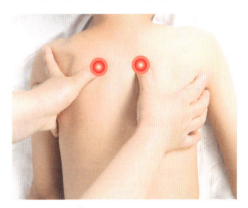

揉肺腧

用拇指端按揉孩子肺腧50次。可补肺益气，防咳喘。

专家提醒：孩子感冒后的饮食要清淡易消化，多吃蔬菜、水果。每次推拿时可以适当给孩子补充些水分，推拿后要注意保暖。

治感冒小偏方

生姜蒲公英泡脚

将生姜、蒲公英各60克洗净，放进锅中，加适量水煎汤，汤温时泡脚。每次泡30分钟，每日2～3次，连续3天。

● 风寒感冒　　　推拿关键词　**温阳散寒，解表发汗**

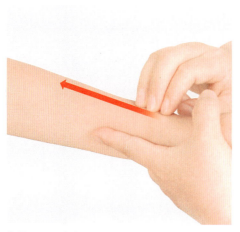

推三关

用拇指桡侧面或中间三指沿孩子前臂桡侧从腕横纹推向肘横纹 300 次。可温阳散寒，发汗解表。

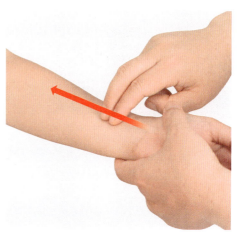

清天河水

用食指、中指指面自孩子腕向肘直推天河水 200 次。可清热解表，主治孩子外感发热。

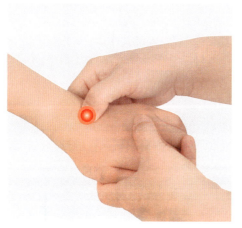

揉一窝风

用拇指端按揉孩子一窝风 200 次。可行气通络，调理孩子伤风感冒。

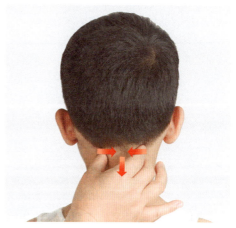

拿风池

用拇、食二指提拿孩子风池 3~5 分钟。可疏风散寒，发汗解表。

专家提醒　孩子患风寒感冒时，可以用香菜根、生姜、红糖各适量煮水，然后夜晚睡前饮用，可以有效发汗，祛除寒气。

- 风热感冒

> 推拿关键词　清热解表

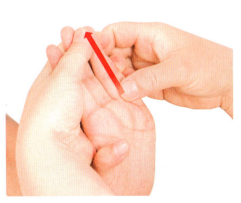

清肺经

用拇指指腹从孩子无名指指根向指尖方向直推肺经200次。可清肺热，顺气止咳。

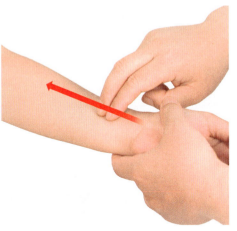

清天河水

用食指、中指指面自孩子腕向肘直推天河水200次。可清热解表。

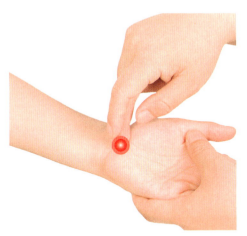

揉小天心

用中指端揉孩子小天心100次。可清热邪。

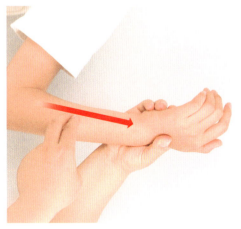

退六腑

用拇指指腹或食、中二指指腹沿着孩子的前臂尺侧，从肘横纹处推向腕横纹处，操作20~50次。可清肺热，顺气止咳。

专家提醒　孩子患风热咳嗽时，可以吃冬瓜汤、炒丝瓜、炒藕片、炒苦瓜，这些食物有助于去火、清内热、止咳；应少吃容易上火的食物，如羊肉、荔枝等。

● 感冒伴咳嗽

推拿关键词　**止咳化痰**

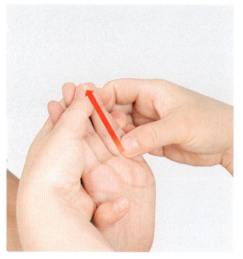

清肺经

用拇指指腹从孩子无名指指根向指尖方向直推肺经 200 次。可宣肺清热，化痰止咳。

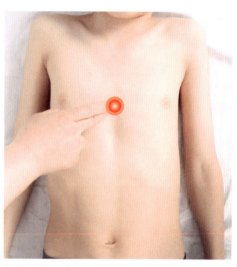

揉膻中

用中指指腹在孩子膻中部位揉 2 分钟。可以理气宽胸。

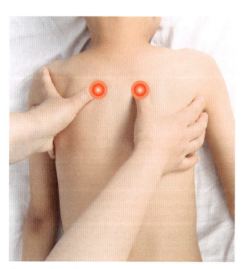

揉肺腧

用拇指端按揉孩子肺腧 2 分钟。可以调补肺气，扶正祛邪。

专家提醒

调理孩子感冒伴咳嗽、痰多，应多给孩子喝水，也可以吃些梨或者用梨熬水，不要吃过甜、油腻的食物。

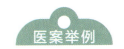

医案举例

<u>张某某　　男　　3岁</u>

症　状　患儿发热，恶寒，无汗，头痛，肢体酸痛，咽痒咳嗽，痰稀色白，舌淡苔薄白。

辨　证　属风寒型感冒，宜辛温解表。

推拿方　推三关100次，清天河水200次，揉一窝风200次，拿风池5分钟。推拿调理后3天症状好转。

<u>王某　　女　　2岁</u>

症　状　患儿发热38℃2天，咳嗽，痰黄而黏稠，咽喉红肿，口干喜饮，舌边尖红，苔微黄。

辨　证　属风热型感冒，宜辛凉解表。

推拿方　清肺经200次，清天河水200次，揉小天心100次，退六腑50次。治疗后1天体温降至37.5℃，继续上述操作2天后，体温恢复正常，且感冒症状好转。

德仁答疑

流感季节，父母怎么做，孩子不易被感冒盯上？

孩子躺在床上，妈妈隔着衣服在其背部轻轻搓热，能起到预防感冒的作用。如果孩子出现轻度鼻塞，可将其耳朵稍微搓红，对调理鼻塞很有益处。

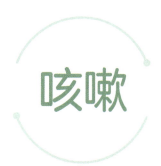

咳嗽

咳嗽是小儿常见的一种呼吸道症状,这是因为孩子呼吸道血管丰富,气管、支气管黏膜较嫩,较易发生炎症。咳嗽一年四季都可发生,但以冬春季节最为多见。如果不能及时治疗,可能会引发支气管炎、肺炎等。

常见类型及表现症状

外感咳嗽:咳嗽有痰,鼻塞,流涕,恶心。若为风寒,则痰清稀色白,无汗;若为风热,则痰黄稠,稍怕冷而汗微出,发热,口渴,咽痛。

内伤咳嗽:干咳少痰或咳嗽痰多,胸闷不舒,食欲缺乏,神疲乏力,形体消瘦。

久咳不愈:一般持续 4~6 周,最长可延续 2 个月以上。特征为咳嗽不断。

图解特效穴位

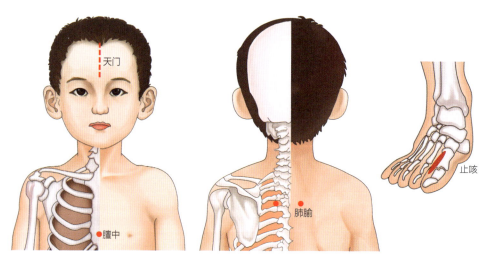

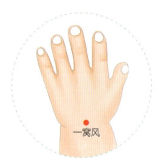

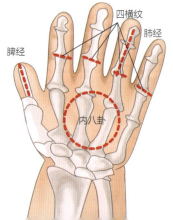

基本推拿方法

推拿关键词　健脾补肺，止咳化痰

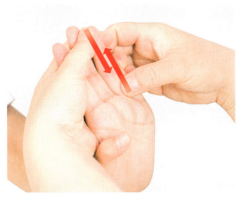

清补肺经

用拇指指腹从孩子无名指指根向指尖方向直推为清肺经，100次；从指尖向指根方向直推为补肺经，100次。可以补肺气，清肺火，增强肺卫。

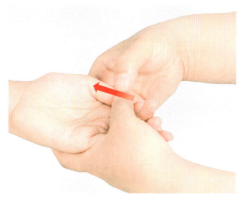

补脾经

用拇指指腹从孩子拇指尖向指根方向直推100次。可强健脾胃，预防感冒咳嗽。

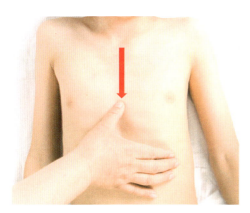

推膻中

用拇指桡侧缘自孩子天突向下直推至膻中100次。有理气宽胸、止咳化痰的功效。

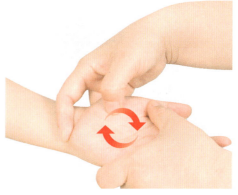

顺运内八卦

用拇指指端顺时针方向运孩子内八卦200次。能宽胸理气，止咳化痰。

专家提醒　秋冬季节，尤其要注意孩子胸腹部保暖，防止受凉，以免引发咳嗽。

● 外感咳嗽　　　推拿关键词　疏风解表，宣肺止咳

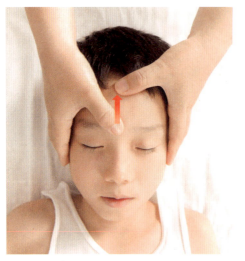

开天门

用拇指自下而上交替直推孩子天门50次。可疏风散寒，调理咳嗽。

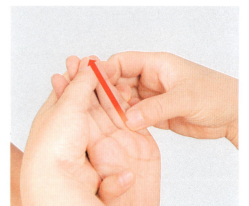

清肺经

用拇指指腹从孩子无名指指根向指尖方向直推肺经200次。可清肺热，顺气止咳。

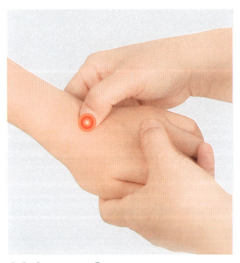

按揉一窝风

用拇指端按揉孩子一窝风3分钟。能疏风散寒，宣通表里。

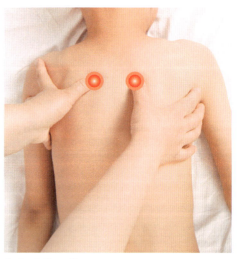

揉肺腧

用拇指端揉孩子肺腧1分钟。可调肺气，补肺虚而止咳。

● 内伤咳嗽

推拿关键词　健脾益肺，止咳化痰

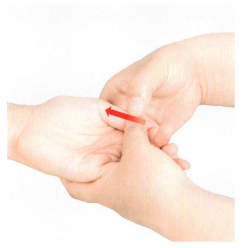

补脾经

用拇指指腹从孩子拇指尖向指根方向直推 100 次。可健脾化痰，止咳。

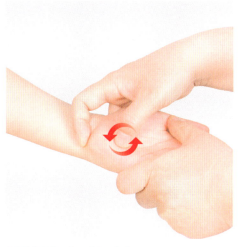

逆运内八卦

沿入虎口方向运孩子内八卦 30 次。可宽胸理气，止咳化痰。

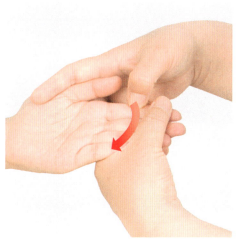

推四横纹

将孩子四指并拢，以拇指端桡侧面着力，从孩子食指横纹推向小指横纹，操作 30 次。可调气血，散瘀化痰。

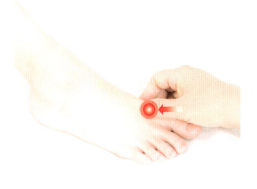

推揉止咳

用拇指推揉孩子止咳 2 分钟。可宽胸理气，止咳化痰。

● 久咳不愈

推拿关键词　**补肺气，止咳**

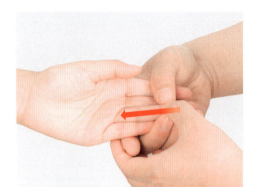

补肺经

用拇指指腹从孩子无名指指尖向指根方向直推肺经 300 次。可补肺益气，缓解咳嗽。

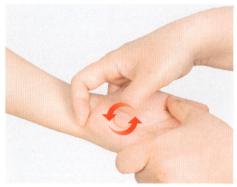

逆运内八卦

沿入虎口方向运孩子内八卦 36 次。有顺气化痰的功效。

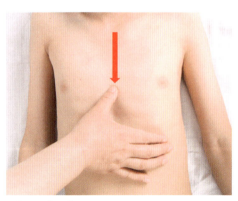

推膻中

用拇指桡侧缘自孩子天突向下直推至膻中 100 次。有理气宽胸、止咳化痰的功效。

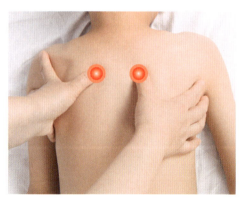

按揉肺腧

用拇指端按揉孩子肺腧 1 分钟。可调肺气，补肺虚而止咳。

> **止咳小偏方**
>
> **核桃生姜饮**
>
> 核桃仁 5 颗，生姜汁 30～50 毫升。核桃仁捣烂，用生姜汁送服。可调理孩子久咳不愈。

 专家提醒　孩子久咳不止，推拿只能起到缓解作用。如果试了各种办法还是不管用，要及时去医院诊治。

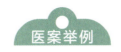
医案举例

王某　男　9个月

症　状　咳嗽，发热1天。大便干燥，粪色黑黄。体温38.4℃，流清涕，闻其口味酸臭，抚其皮肤热而无汗，舌淡红苔薄白，指纹红紫。

辨　证　风邪外袭，郁表束肺，脾失健运。宜清热解表，健脾滋阴。

推拿方　开天门50次，推坎宫24次，推三关50次，掐揉二扇门2分钟，清肺经200次，补脾经100次，逆运内八卦30次。经上述推拿25分钟后，体温降至37.4℃。继续推拿3次后，咳止热退。

高某　女　10个月

症　状　因受凉引起咳嗽，鼻塞，发热2天，输液2次，用药不详，仍咳嗽不止，入夜咳嗽加重，影响睡眠，2天未大便，小便短赤，不思乳食。体温37.3℃，观其神烦躁不安，闻其咳声哑少痰，叩其腹胀若鼓音，舌稍红，苔薄微黄。

辨　证　风热袭肺，宜清热解表，宣肺利咽。

推拿方　开天门50次，推坎宫24次，清肺经200次，逆运内八卦30次，推膻中100次，揉肺腧1分钟，推四横纹30次。次日复诊，咳嗽减轻，睡眠改善，食量有所增加。连推3天，症状消失，病遂痊愈。

听说宝宝的双足如果经常是暖和的，就不容易被感冒咳嗽盯上，是这样吧？

是的。寒从脚底起，孩子的脚受了凉，易引发感冒、咳嗽。所以，最好坚持每天晚上睡前用40℃左右的温水给孩子洗脚并泡3~5分钟，就能有效预防感冒、咳嗽。

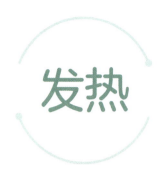

发热是由于各种病因引起产热过多或散热障碍所导致的。孩子体质比较弱、抗病邪能力不足,自己不能很好地调节冷热,加之父母护理不当,最容易感受风寒,从而诱发感冒,导致发热。

常见类型及表现症状

外感发热:身热、怕冷、头痛、鼻塞、流涕、舌苔薄白,一般是由外感风寒引起的。

阴虚内热:手和脚较热,且夜间睡觉易出汗,没有食欲,多在午后发热。

肺胃实热:出现高热、便秘、厌食、舌红苔燥等情况,多是肺胃实热。

图解特效穴位

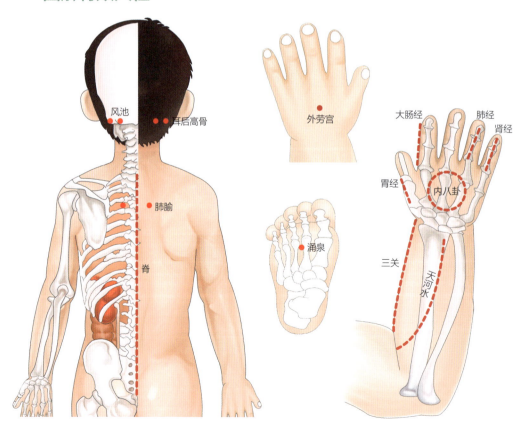

基本推拿方法

> 推拿关键词　**清热泻火，除烦**

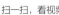
扫一扫，看视频

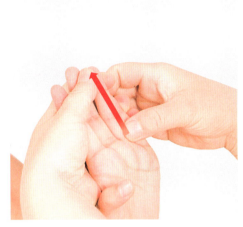

清肺经
用拇指指腹从孩子无名指指根向指尖方向直推肺经200次。可清肺热，泻火。

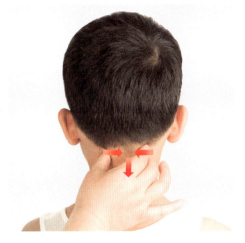

拿风池
用拇、食二指提拿孩子风池3分钟。可祛风散寒，防止发热。

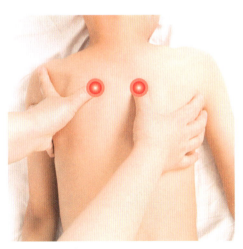

揉肺腧
用拇指端按揉孩子肺腧50次。有扶正解表的功效。

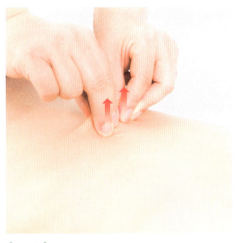

捏脊
由下而上提捏孩子脊旁1.5寸处3~5遍，每捏三次向上提一次。可以促进孩子脾胃消化，避免肠胃积食引起发热。

● 外感发热　　　　　　　　　　　推拿关键词　清热解表，发散外邪

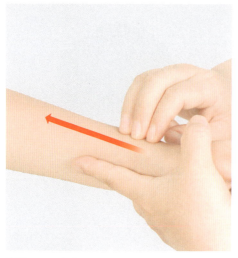

推三关

用拇指桡侧面或中间三指沿孩子前臂桡侧从腕横纹推向肘横纹 300 次。温阳散寒，发汗退热。

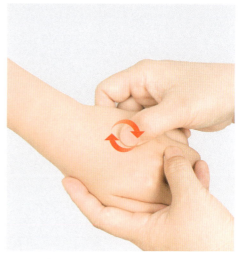

运外劳宫

用拇指端顺时针运孩子外劳宫 50 次。帮助孩子排出体内的寒湿之气，调理外感发热。

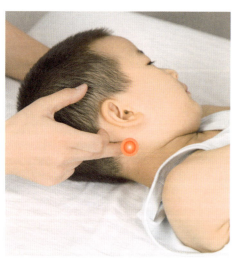

揉耳后高骨

用两拇指分别推运孩子耳后高骨处 50 次。可以疏风解表，散邪外出。

专家提醒　发热时一定要及时补充水分，以免脱水。高热时一定要去医院诊治，推拿只是一种辅助治疗手段。

退热小偏方

七味中药泡脚

取山楂、稻芽、薏米、淡竹叶、蝉蜕、钩藤和甘草七味中药各 5 克，用水煎煮，每晚泡脚，连泡 3 天，可清孩子体内之火，有利于退热。

● 阴虚内热

推拿关键词　滋阴清热

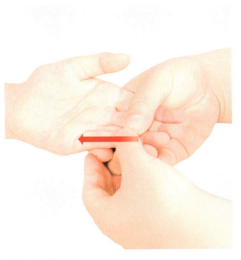

补肾经

用拇指指腹从孩子小指尖向指根方向直推肾经 300 次。可补肾阴，强身健体。

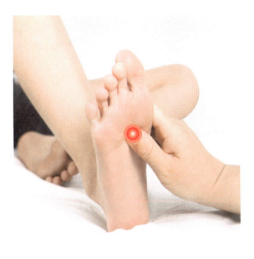

按揉涌泉

用拇指按揉孩子涌泉 100 次。可引火归元，调理阴虚内热。

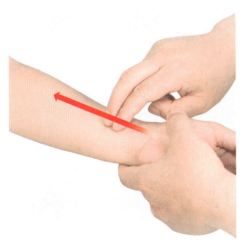

清天河水

用食、中二指指腹自孩子腕向肘推 100 次。可清热解表，泻火除烦，调理孩子外感发热。

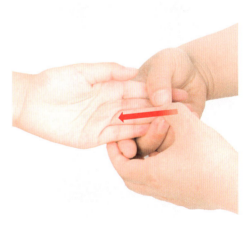

补肺经

用拇指指腹从孩子无名指指尖向指根方向直推肺经 300 次。可补肺益气，防止外邪入侵。

● 肺胃实热

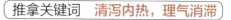
推拿关键词　清泻内热，理气消滞

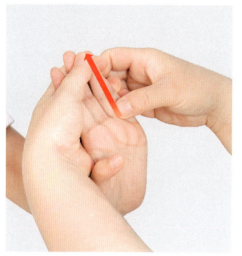

清肺经

用拇指指腹从孩子无名指指根向指尖方向直推肺经200次。可以清肺火，泻肺热。

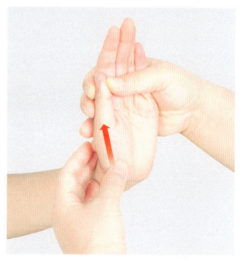

清胃经

用拇指指腹从孩子大鱼际外侧缘掌根处直推向拇指根100次。可以清胃火，退热。

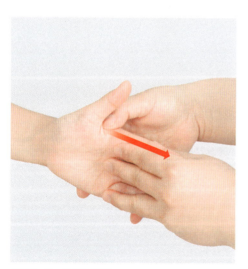

清大肠经

用拇指指腹从孩子虎口直推向食指尖100次。能清理肠胃实热，导食滞。

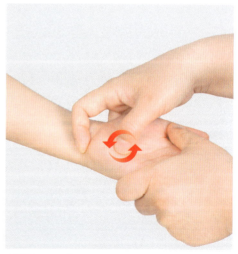

逆运内八卦

沿入虎口方向运孩子内八卦36次。能理气消滞。

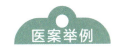

医案举例

孙某某　女　2岁

症　状　发热、呕吐，呕吐物为胃内不消化的食物，一宿无大小便。检查发现胃部及腹部胀满，精神差，舌苔黄腻。

辨　证　伤食导致肺胃实热，宜清泻内热。

推拿方　清肺经200次，清胃经100次，清大肠经100次，逆运内八卦36次。经过一次推拿，明显退热，又连续推拿3天，所有不适症状均消失。

李某　男　4岁

症　状　发热39℃，浑身怕冷，鼻塞不通，头痛无汗，流清鼻涕，舌苔薄白。

辨　证　外感发热，宜清热解表。

推拿方　推三关300次，运外劳宫50次，揉耳后高骨50次。经过一次推拿，明显退热，又连续推拿3天，所有不适症状均消失。

给发热的孩子物理降温，有什么简单方法？

将孩子衣物解开，用温水擦拭全身，重点擦拭颈部、腋下、肘部、腹股沟处等皮肤皱褶处。每次擦拭10分钟以上。还可以直接给孩子洗温水澡。

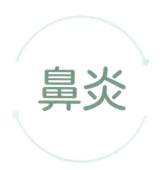

鼻炎

小儿鼻炎是指鼻腔黏膜和黏膜下组织的炎症。除鼻塞、多浓涕外，可有发热咳嗽、精神萎靡、烦躁不安，也可伴发中耳炎、鼻出血和关节痛，较大儿童会自诉有头痛现象。

常见类型及表现症状

过敏性鼻炎：表现为鼻痒，常接连打喷嚏几个至十几个，突然鼻塞，流清水样涕。检查可见鼻黏膜水肿、色淡白或灰白色，或呈紫灰色。

感冒引起的鼻炎：表现为鼻塞，流清水涕，鼻痒，喉部不适，咳嗽等症状，但常伴有头痛，或耳朵、眼睛发痒，且持续时间长。

图解特效穴位

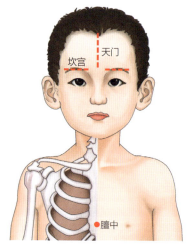
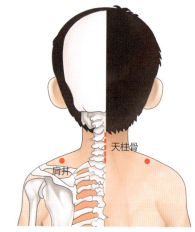
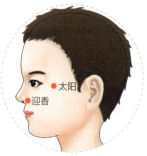
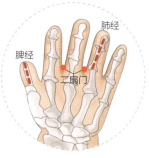

基本推拿方法

> 推拿关键词　疏风解表，通鼻窍

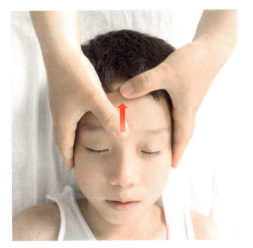

开天门

拇指自下而上交替直推孩子天门30次。可疏风解表、镇静安神，缓解小儿鼻塞、鼻炎。

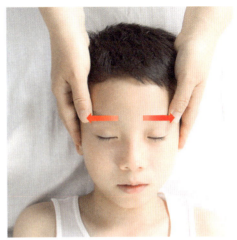

推坎宫

用两拇指指腹自眉头向眉梢分推孩子坎宫24次。可发汗解表，调理小儿鼻炎。

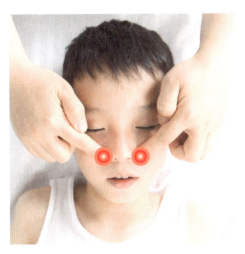

按揉迎香

用两手食指分按孩子两侧迎香，揉30次。可以宣通鼻窍。

> **治鼻炎小偏方**
>
> **白芷辛夷泡脚**
>
> 辛夷15克捣碎，用纱布包好，备用；白芷、苍耳子各10克，加1000毫升水一起煮10分钟，再加入辛夷包煮20分钟。每日1次，水放温后泡脚。有疏风热、清鼻窍的功效。

● 过敏性鼻炎　　　　　推拿关键词　健脾益肺，增强抵抗力

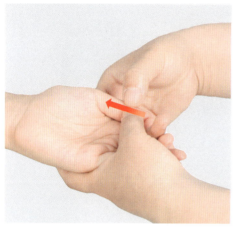

补脾经

用拇指指腹从孩子拇指尖向指根方向直推300次。可强健脾胃，增强体质。

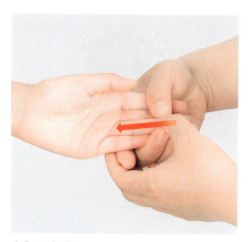

补肺经

用拇指指腹从孩子无名指指尖向指根方向直推300次。可补肺益气，强身健体。

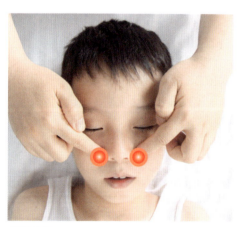

揉迎香

用两手食指分按孩子两侧迎香，揉30次。可以宣通鼻窍。

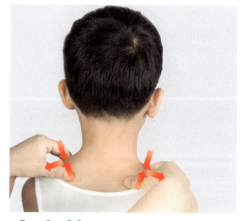

拿肩井

用拇指与食、中二指对称用力提拿孩子肩井12次。可疏通气血，增强体质。

专家提醒　过敏性鼻炎常因过敏原引起，如鱼、虾、牛奶等，其他还有尘埃、花粉、毛发、冷空气等。平时要尽可能远离这些过敏原。

● 感冒引起的鼻炎　　　推拿关键词　发散外邪，通鼻窍

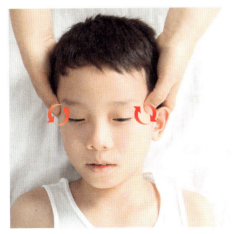

运太阳

用拇指端向耳方向运孩子太阳48次。用于外感引起的鼻炎。

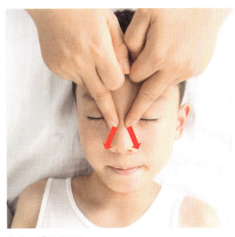

擦鼻翼

以双手中指桡侧缘擦孩子鼻翼两侧，至发热为度。可以通鼻窍。

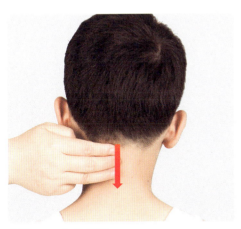

推天柱骨

用拇指或食、中、无名指三指自上向下直推天柱骨300次。可祛风清热，缓解鼻炎。

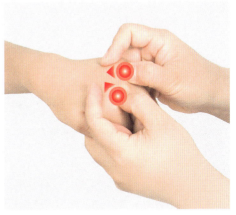

掐揉二扇门

用拇指端掐揉孩子二扇门50次。可解表退热，通鼻窍。

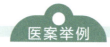

医案举例

刘某某　女　3岁

症　状　每逢季节变换时，常会出现鼻痒、鼻腔干燥，伴随喷嚏连连、清水样涕、精神差，持续数日。

辨　证　季节变换引发过敏性鼻炎，宜健脾益肺，增强抵抗力。

推拿方　补脾经300次，补肺经300次，揉迎香30次，拿肩井12次。经过一次推拿，症状有所改善，又连续推拿7天，症状消失。

杜某　男　6岁

症　状　感冒2日后，出现鼻塞、鼻痒、流清水样涕症状，并伴有咳嗽、喉部不适感、头痛不安等。

辨　证　感冒不愈引起鼻炎，宜发散外邪，宣通鼻窍。

推拿方　开天门30次，推坎宫24次，按揉迎香30次，运太阳48次，擦鼻翼10次，推天柱骨300次，掐揉二扇门50次。推拿3次，症状有改善，又连续推拿5天，症状消失。

有鼻炎病史的孩子，如何预防鼻炎发生？

有鼻炎病史的孩子通常一感冒就犯鼻炎，所以要防鼻炎，预防感冒是关键。还要避免吸入刺激性气体、烟雾、粉尘等。饮食要清淡、易消化，少吃辛辣厚味的食物。

扁桃体炎

扁桃体炎是咽部扁桃体发生急性或慢性炎症的一种病症,为幼儿期常见病。小儿得了扁桃体炎常表现为高热、发冷、呕吐、咽痛等。推拿调理宜滋阴清热利咽、活血散结消肿。

常见类型及表现症状

恶寒头痛伴咽痛:发热怕冷、咽痛难咽、鼻塞、身体疲倦、头身疼痛、咳嗽有痰,多是因风热外侵引起的扁桃体炎造成的。

肺胃有热:一般会高热、口渴、嗓子疼、痰黄稠、口臭、小便黄、舌红苔黄。出现这些症状多是因肺胃有热引起的。

图解特效穴位

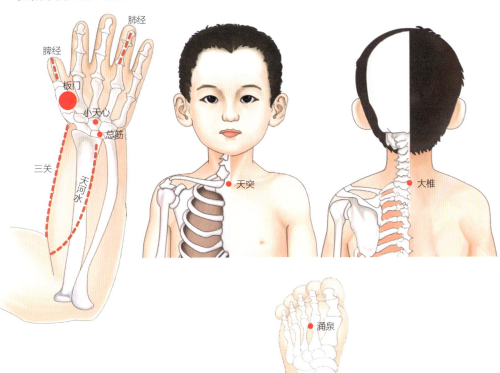

基本推拿方法

推拿关键词　清肺，利咽

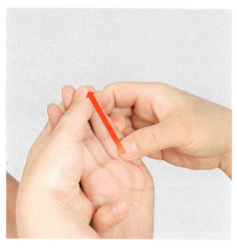

清肺经

用拇指指腹从孩子无名指指根向指尖方向直推肺经200次。可以滋阴清肺。

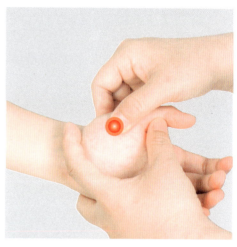

揉板门

用拇指端揉孩子板门100次。可以促进脾胃运化，防止脾胃生热。

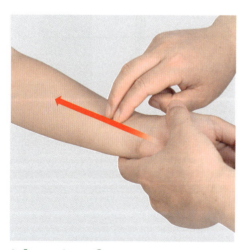

清天河水

用食、中二指指腹自孩子腕向肘推100次。可泻火清热，调治扁桃体炎。

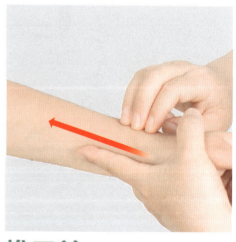

推三关

用拇指桡侧面或中间三指沿孩子前臂桡侧从腕横纹推向肘横纹300次。有温阳散寒、发汗解表的功效，可调理扁桃体炎引起的发热。

● 恶寒头痛伴咽痛 　　推拿关键词　清热，解毒

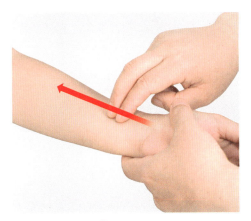

清天河水

用食、中二指指腹自孩子腕向肘推100次。可清热解毒，防治扁桃体发炎。

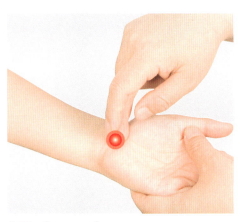

揉小天心

用中指端揉孩子小天心100次。可清热镇惊，缓解肿痛。

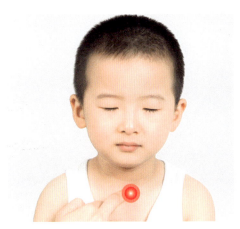

揉天突

用中指端按揉孩子天突48次。可利咽宣肺，缓解扁桃体炎引起的咽喉肿痛。

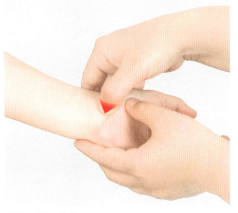

掐总筋

以拇指端或食指端相对用力掐拿孩子总筋50次。可通调气机，镇痛。

专家提醒

1. 要多喝水，补充体内水分。
2. 不要让孩子吃辛辣的食物。
3. 要注意休息，室内温度以不感觉冷为佳，不宜过高。空气要新鲜，不在室内吸烟，以减少烟尘对孩子咽部的刺激。

● 肺胃有热

推拿关键词　**滋阴降火**

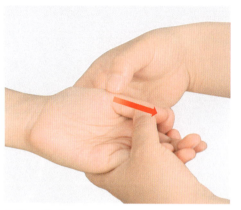

清脾经

用拇指指腹从孩子拇指根向指尖方向直推脾经 100 次。可清脾胃之火，呵护扁桃体。

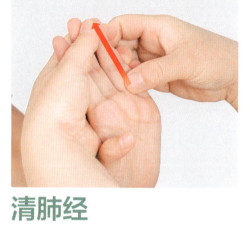

清肺经

用拇指指腹从孩子无名指指根向指尖方向直推 100 次。可清肺热，滋阴降火。

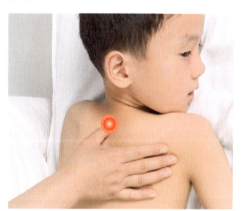

揉大椎

用拇指揉孩子大椎 30 次。可清热解表，缓解扁桃体炎。

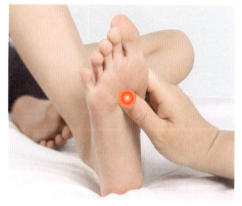

揉涌泉

用拇指揉孩子涌泉 50 次。可引火归元，清热降火。

> **治扁桃体炎小偏方**
>
> **地黄鱼腥草泡脚：清肺热，治小儿扁桃体炎**
> 地黄（生）10 克，鱼腥草（鲜）20 克，加 1000 毫升水先煮生地黄 20 分钟，再放鱼腥草煮 10 分钟。每晚用此温水泡脚 30 分钟。

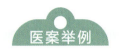

医案举例

杨某　男　4岁

症　状　两日前突然咽喉疼痛，饮食难咽，发热怕冷，肢体乏力，伴有头痛，不时咳嗽，有痰。

查　体　体温38.5℃，双侧扁桃体充血肿大，右侧尤其大，且表面有脓点，双侧下颌淋巴结肿大。

辨　证　风热侵体引起扁桃体发炎，宜清热解毒。

推拿方　清肺经200次，清天河水100次，揉小天心100次，揉天突48次，掐总筋50次。上述推拿30分钟后，咽疼症状减轻。连续推拿5天后症状消失。

王某某　女　7岁

症　状　咽痛，口干多饮，时有咳嗽、吐黄痰，午后潮热，手足心热，口有异味，舌质红而干，苔黄，小便黄，发热38.5℃。

辨　证　肺胃积热所致扁桃体发炎，宜滋阴降火。

推拿方　清脾经100次，清肺经100次，清天河水100次，揉大椎30次，揉涌泉50次。上述推拿连续3次，咽痛、发热症状缓解，仍有咳嗽，继续推拿6次后症状消失。

淡盐水漱口，对缓解扁桃体炎有帮助吗？

急慢性咽喉炎、扁桃体炎，都可以每天用淡盐水深漱口。盐水能杀菌，有消炎退肿的功效，有助于防治儿童扁桃体炎。

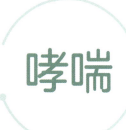

哮喘是一种发作性的过敏性疾病,多在幼儿期起病,常有过敏史,由各种不同的过敏原引起。中医认为,脾肺肾三脏不足,尤其是先天禀赋不足,是哮喘发病的主要因素。推拿的主要目的是:健脾、宣肺、补肾。

常见类型及表现症状

寒喘:一般喘急胸闷,形寒肢冷,伴有痰多白沫、鼻流清涕、面色淡白、舌淡红、苔白滑、小便色清。

热喘:除喉咙中有呜呜声,还伴有喘促气粗,甚至还会出现咳嗽、痰黄而稠,面色发红,爱出汗,舌质红等症状。

虚喘:哮喘反复,呈持续发作状态。咳痰无力,气短声低,行动吃力,口唇、指甲发紫。

图解特效穴位

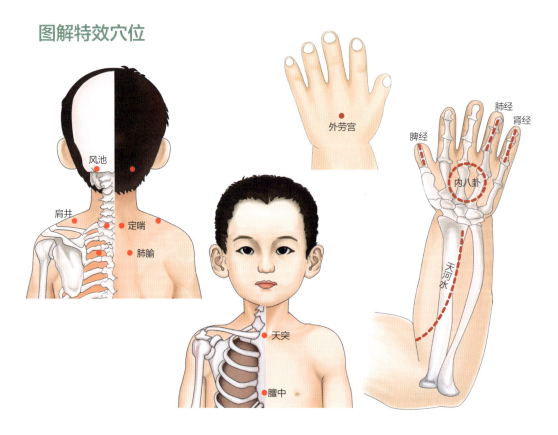

基本推拿方法

推拿关键词　补肺益气，止咳定喘

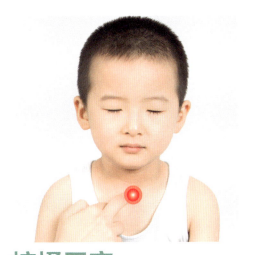

按揉天突

用中指端按揉孩子天突48次。可利咽宣肺，定喘止咳。

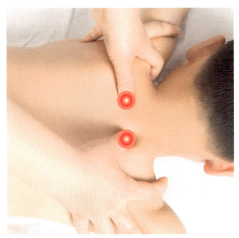

按揉定喘

用拇指指腹按揉孩子定喘200次。可止咳平喘，宣通肺气。

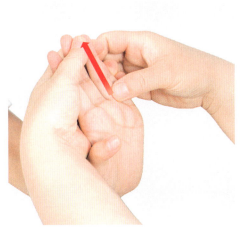

清肺经

用拇指指腹从孩子无名指指根向指尖方向直推肺经200次。可宣肺清热、止咳平喘，调理孩子支气管哮喘。

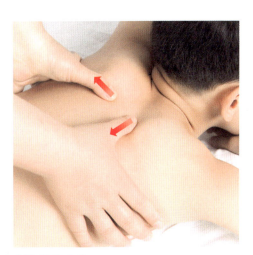

推肺腧

两拇指分别自孩子肩胛骨内缘从上向下推动100次。可补肺益气，止咳化痰。

● 寒喘　　　　　　　　　　　推拿关键词　温肺散寒，化痰定喘

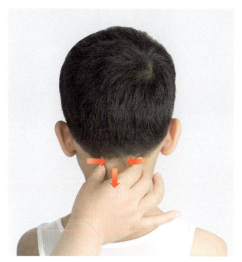

拿风池

用拇、食二指拿捏孩子风池 3 分钟。能发汗解表，透邪外出。

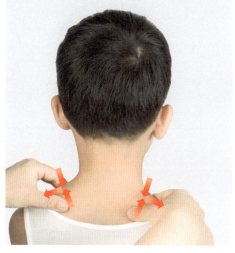

拿肩井

用拇指与食、中二指对称用力提拿孩子肩井 3 次。可疏通气血，发汗止咳。

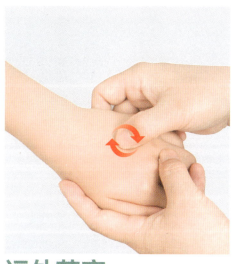

运外劳宫

用拇指端运孩子外劳宫 50 次。可排出体内湿寒之气，化痰止咳。

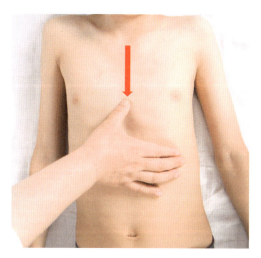

推膻中

用拇指桡侧缘或中间三指自孩子天突向下直推至膻中 100 次。有宽胸理气、化痰止咳的功效。

● 热喘

推拿关键词　**清肺化痰，止咳平喘**

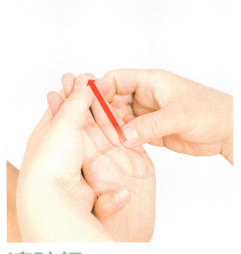

清肺经

用拇指指腹从孩子无名指指根向指尖方向直推肺经 200 次。可清泻肺热，止咳平喘。

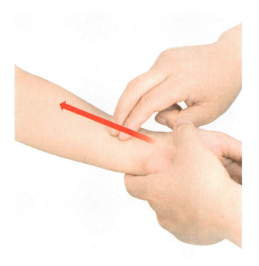

清天河水

用食、中二指指腹自孩子腕向肘推 100 次。可清热解表，泻火除烦。

治热喘小偏方

麻黄、细辛外敷穴位

用适量麻黄、细辛研粉，用低度米醋调成糊状，白天贴敷在膻中、肺俞，晚上睡前贴敷在涌泉。白天贴敷 6 小时左右；晚上睡前贴好，早晨起床时取下。可清热，止咳，平喘。

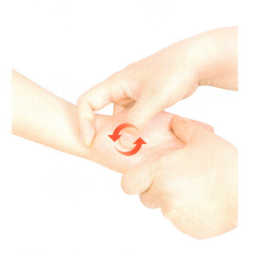

逆运内八卦

逆时针方向运孩子内八卦 50 次。可宽胸利膈，理气化痰。

● 虚喘

推拿关键词　补肺平喘

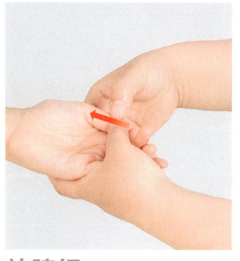

补脾经

用拇指指腹从孩子拇指尖向指根方向直推 100 次。可健脾和胃，调理孩子因脾虚导致的咳喘。

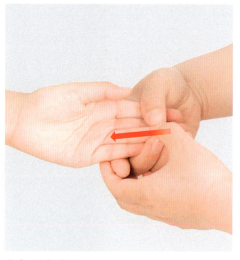

补肺经

用拇指指腹从孩子无名指指尖向指根方向直推 100 次。可补益肺气，化痰止咳。

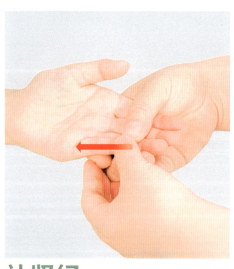

补肾经

用拇指指腹从孩子小指尖向指根方向直推肾经 100 次。可补肾益脑，强身健体。

专家提醒　哮喘宝宝日常饮食应清淡，不吃甜食、生冷、刺激性食物，忌海鲜如虾、蟹等发物，少吃致敏的水果如杏、芒果、榴莲等。哮喘发作时，饮食宜选择营养丰富、易消化的食物，饮食适量，可少食多餐。要供给充足的水分，促进痰液排出。

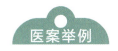
医案举例

<u>赵某　　女　　1岁3个月</u>

症　状　呼吸急促，抬肩张口，喉中痰鸣，乳食少进，食后即吐，烦躁哭闹，早晨解大便一次，外观黏稠。查体：望其神，烦躁不安；观其面，面色萎黄；闻其喘，吸短呼长；查其舌，苔黄微腻；视指纹，红浮稍滞。

辨　证　脾失健运，肺有实热。宜健脾温中，顺气化痰。

推拿方　补脾经100次，清肺经200次，清天河水100次，逆运内八卦50次，推肺腧100次。上述推拿30分钟后，烦躁症状减轻，哮喘有所缓解。连续推拿4次后症状消失。

<u>李某　　男　　3岁</u>

症　状　连续两年冬天必发哮喘，每病即住院治疗，输液及雾化吸入，短则一周，长则十天。查体：体温正常，面色苍白；闻其喘，喉中痰鸣；观其神态，动则喘；问二便，小便清长，大便正常；再问病史，经常轻微咳嗽。

辨　证　肺肾阴虚，宜泻肺补肾，固肾纳气。

推拿方　补肾经100次，补脾经100次，清肺经100次，推膻中100次，推肺腧100次。上述推拿连续3次，哮喘症状缓解，仍有咳嗽，继续推拿8次后咳嗽消失。

家长怎样判断自己的孩子得了支气管哮喘？

观察孩子有没有出现反复发作性的喘息、气促、胸闷、咳嗽等症状，是不是在夜间和清晨病情加重；发作前有没有出现如流涕、打喷嚏、鼻塞、鼻痒、咽部不适、流泪等先兆症状。

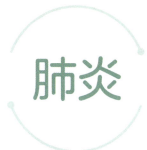

肺炎

肺炎是小儿常见病，3岁以内的婴幼儿在冬春季患肺炎较多，可由病毒或细菌引起。无论哪种病原体引起的肺炎，孩子都有不同程度的发热、咳嗽、呼吸急促、呼吸困难等。肺炎起病可缓可急，一般多由上呼吸道感染后数天至一周发病。

常见类型及表现症状

风寒型肺炎：发热、怕冷、咳嗽、痰稀白。

风热型肺炎：发热、不怕冷、咳嗽气急、口渴、痰黄稠。

图解特效穴位

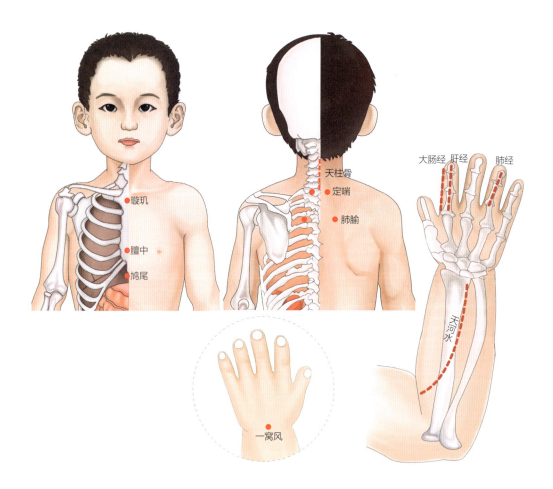

基本推拿方法

推拿关键词　**宣肺化痰**

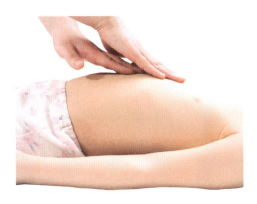

开璇玑

自孩子璇玑开始，沿胸肋间自上而下向两旁分推，再从鸠尾处向下直推至脐，然后摩脐，最后从脐向下直推至小腹，操作5次。可宽胸理气，止咳化痰。

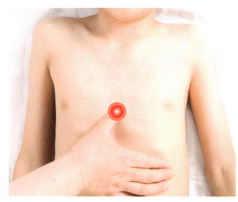

揉膻中

用拇指按揉孩子膻中3分钟。可化痰止咳，平喘。

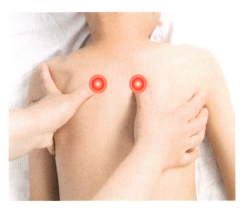

揉肺俞

用拇指按揉孩子肺俞3分钟。能调肺气，补虚损，止咳化痰。

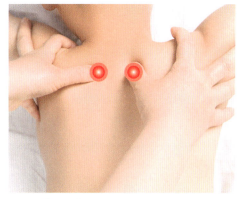

揉定喘

用拇指指腹按揉孩子定喘200次。可止咳平喘，宣通肺气。

专家提醒　每天早晚，用棉签蘸温水清洁孩子的鼻腔。用温水洗净脸、手及臀部。

● 风寒型肺炎   推拿关键词　解表散寒，宣肺平喘

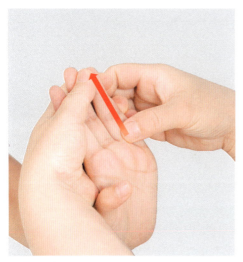

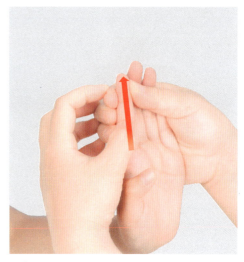

清肺经

用拇指指腹从孩子无名指指根向指尖方向直推 100 次。能宣肺止咳，顺气化痰。

清肝经

用拇指指腹从孩子食指根向指尖方向直推 100 次。能清肝泻火，降气化痰。

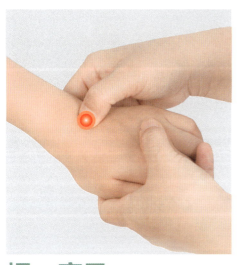

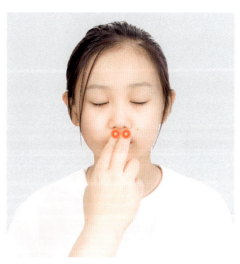

揉一窝风

用拇指端按揉孩子一窝风 100 次。能温中行气，发散风寒。

黄蜂入洞

用食、中二指指腹在孩子两鼻孔下缘轻揉 20 次。可以开肺窍，发汗解表。

● 风热型肺炎　　　推拿关键词　疏散风热，宣肺平喘

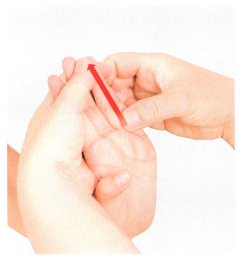

清肺经
用拇指指腹从孩子无名指指根向指尖方向直推 100 次。能宣肺平喘，顺气化痰。

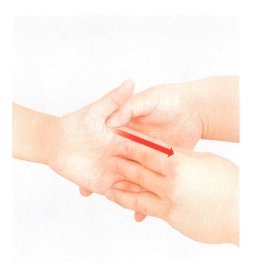

清大肠经
用拇指指腹从孩子虎口直推向食指尖 100 次。可清热泻火，通利大便以清肺热。

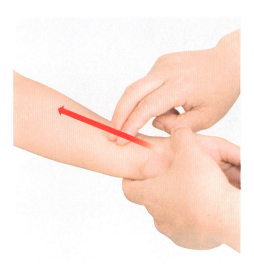

清天河水
用食、中二指指腹自孩子腕向肘推 100 次。可清热解表。

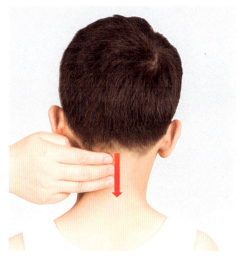

推天柱骨
用中间三指自上向下直推孩子天柱骨 20 次。可祛风清热，降逆平喘。

医案举例

范某某　女　3岁

症　状　发热怕冷，体温38℃，无汗不渴，咳嗽气急，喉中有痰鸣音，痰稀色白，舌淡红，苔薄白，大小便正常。

辨　证　外感风寒引起的肺炎，宜解表散寒，宣肺平喘。

推拿方　清肺经100次，清肝经100次，揉一窝风100次，黄蜂入洞20次。推拿30分钟后，患儿身上微微汗出，再测体温37℃，嘱次日再诊。次日早8时来诊，其母诉晚上未再发热，咳嗽亦减轻，效不更方，共推拿3天后症状消失。

罗某　男　5岁

症　状　发热不怕冷，体温38.5℃，微有汗出，口渴欲饮，咳嗽，痰稠色黄，呼吸急促，咽红，舌尖红，苔薄黄。

辨　证　风热外袭、肺闭失宣导致的肺炎，宜疏散风热，宣肺平喘。

推拿方　清肺经100次，清大肠经100次，清天河水100次，推天柱骨20次。上述手法每天2次，症状减弱；连续推拿7天，症状消失。

德仁答疑

给孩子饮水，能够有效预防肺炎吗？

给孩子适当饮水，可有效预防肺炎。如1岁的孩子，体重约10千克，每天吃奶、喝粥、饮水等在800~1000毫升（大约5茶杯），就可满足孩子一天对水分的需求。

腹泻

小儿腹泻是脾胃功能失调而导致的一种消化道疾病，四季皆可发生，夏秋季较多见。慢性腹泻往往会导致营养不良、生长发育迟缓等。中医认为，小儿腹泻的原因有小儿脾胃虚弱、喂养不当、饮食生冷不洁或外感风寒等，这些都会导致脾胃运化失调，引起腹泻。

常见类型及表现症状

湿热泻：孩子腹痛伴有泄泻，大便急，伴发热口渴，小便短少。

寒湿泻：孩子肠鸣腹胀，有时疼痛，大便清稀多沫，臭气不甚或带腥味。

伤食泻：近期有伤食史，大便稀溏、夹有食物残渣、气味酸臭，伴有恶心、呕吐、口臭、腹胀。

脾虚泻：久泻不愈或时泻时止，大便稀溏或水样，粪便中有食物残渣，神情疲乏。

脾肾阳虚泻：久泻，大便清稀，完谷不化，形寒肢冷，面色㿠白，精神差。

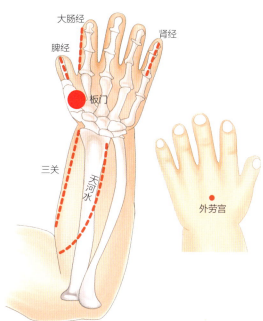

图解特效穴位

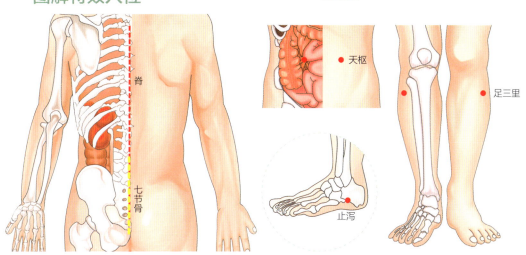

基本推拿方法

推拿关键词　运脾化湿，升清降浊

扫一扫，看视频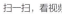

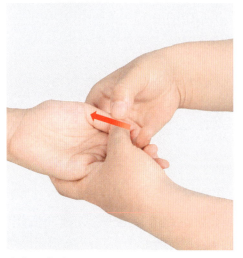

补脾经

用拇指指腹从孩子拇指尖向指根方向直推300次。健脾益气，化湿止泻。

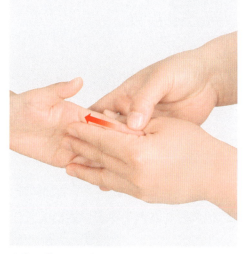

补大肠经

用拇指指腹在孩子食指尖直推向虎口100次。调理大肠，疏通肠腑气机。

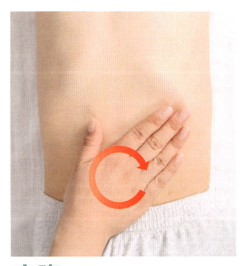

摩腹

除拇指外，四指并拢，掌摩孩子腹部300次。可调节肠腑。

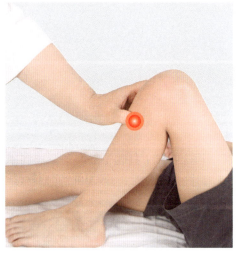

按揉足三里

用拇指指腹按揉孩子足三里48次。可健脾胃，助运化。

● 湿热泻　　　　　　　　　推拿关键词　清热利湿，调中止泻

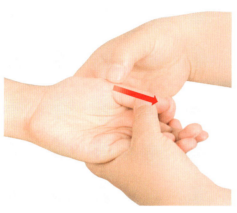

清脾经

用拇指指腹从孩子拇指根向指尖方向直推脾经100次。可清热利湿，止泻。

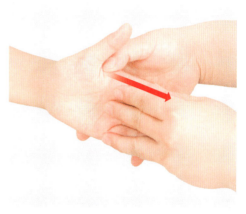

清大肠经

用拇指指腹从孩子虎口直推向食指尖100次。可清热泻火，利湿止泻。

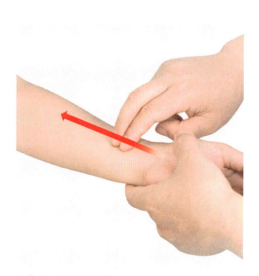

清天河水

用食、中二指指腹自孩子腕向肘推100次。可清脾胃湿热，止泻。

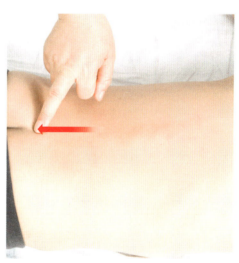

推下七节骨

用拇指桡侧面或中指自上而下直推孩子七节骨100次。可清利肠道湿热。

● 寒湿泻　　　　　　　　　　推拿关键词　温中散寒，化湿止泻

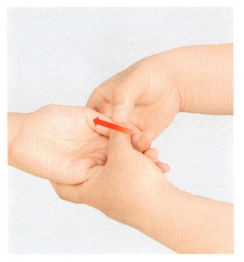

补脾经

用拇指指腹从孩子拇指尖向指根方向直推100次。可健脾化湿。

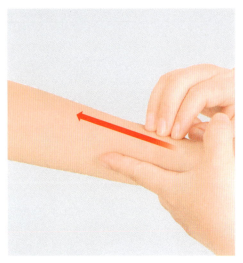

推三关

用拇指桡侧面或中间三指沿孩子前臂桡侧从腕横纹推向肘横纹300次。可补气行气，温阳散寒。

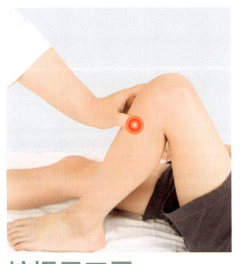

按揉足三里

用拇指指腹按揉孩子足三里48次。可健脾胃，助运化。

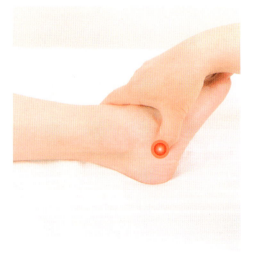

揉止泻

用拇指按揉孩子止泻2分钟。可调理肠胃气机，止泻。

- **伤食泻**

推拿关键词　消食导滞，和中健脾

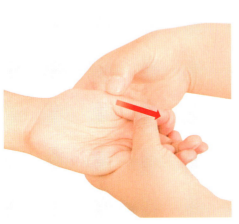

清脾经

用拇指指腹从孩子拇指根向指尖方向直推脾经 100 次。可健脾消食，止泻。

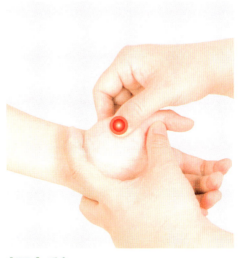

揉板门

用拇指端揉孩子板门 100 次。可健脾和胃，消食化滞。

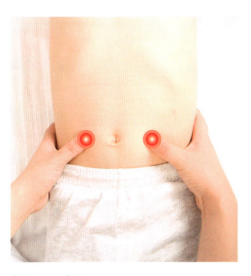

揉天枢

用拇指揉孩子天枢 100 次。可健脾和胃，消食和中。

 专家提醒：腹泻期间，要给孩子吃清淡、易消化的食物；腹泻停止后，让孩子吃少量、少渣且比较软的食物。

● 脾虚泻   推拿关键词　**健脾益气，温阳止泻**

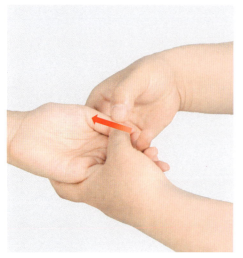

补脾经

用拇指指腹从孩子拇指尖向指根方向直推 100 次。可健胃，运水谷。

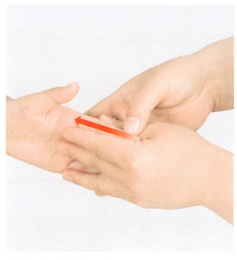

补大肠经

用拇指指腹从孩子食指尖直推向虎口 100 次。可涩肠固脱，温中止泻。

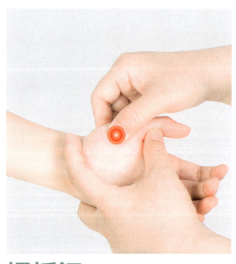

揉板门

用拇指端揉孩子板门 100 次。可健脾胃，止腹泻。

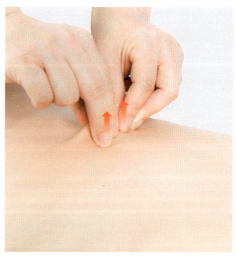

捏脊

由下而上提捏孩子脊旁 1.5 寸处 3~8 遍，每捏三次向上提一次。可调中止泻。

● 脾肾阳虚

推拿关键词　温补脾肾，固涩止泻

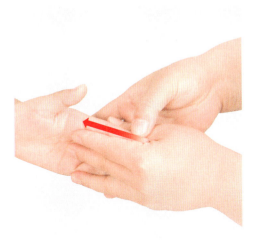

补大肠经

用拇指指腹从孩子食指尖直推向虎口100次。可涩肠固脱，温中止泻。

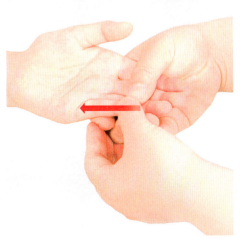

补肾经

用拇指指腹从孩子小指尖向指根方向直推肾经20～50次。能温补肾阳。

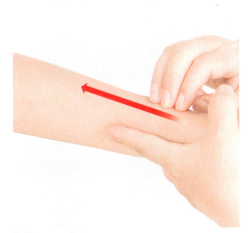

推三关

用拇指桡侧面或中间三指沿孩子前臂桡侧从腕横纹推向肘横纹300次。能温阳散寒，补益中气，升提气机。

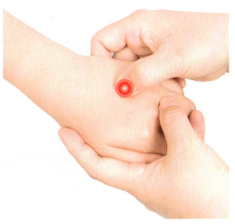

揉外劳宫

用拇指端按揉孩子外劳宫20～50次。有温中散寒的功效。

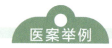

医案举例

王某　男　1岁2个月

症　状	孩子一日晨起吃了四个果冻和一杯酸奶，上午10时开始腹泻，大便稀呈黄绿色，黄多绿少，至就诊时已拉7次，便前腹痛，便后稍安，尿少而黄，饮食减少，体温37.5℃，舌苔厚腻。
辨　证	湿热引起的腹泻，宜清热消导，健脾开胃。
推拿方	清脾经100次，清大肠经100次，清天河水100次，推下七节骨100次。嘱饮食以稀粥为主，勿进食油腻厚味。次日复诊，其母代诉头天晚至晨起大便2次，质较昨天稠，尿色正常。上方再推拿2次，止腹泻。

段某　男　2岁

症　状	孩子上午11时吃了几块猪肉，下午3时许开始腹泻。泻前腹痛，泻后痛减，大便质稀如水，色黄有沫，嗅之酸臭，至就诊时已排便4次。
辨　证	伤食泻，宜消食导滞，和中健脾。
推拿方	清脾经100次，揉板门100次，揉天枢100次。上方推拿1次，嘱食稀粥，勿进油腻。次日上午11时复诊，其父诉昨天回家至现在解大便1次，便前亦喊腹痛，但不似昨日严重，大便已非水样。上方再推1次。第三日大便正常，精神亦佳，病遂告愈。

孩子发生什么样的腹泻需要到医院治疗？

当发现孩子有持续时间超过半小时的严重腹部疼痛，在腹泻后仍未减轻；孩子不能进食，频繁呕吐；3天内病情不见好转，频繁排稀水样便等。出现这些情形需要到医院诊治。

遗尿

遗尿指的是孩子5岁以后,睡眠中不自觉地排尿,俗称"尿床"。多发生在夜间,因为患儿睡眠较深,不容易觉醒,每夜或间歇性地发生尿床。轻者数夜1次,重者一夜数次。中医认为,此病与小儿肾气不足、膀胱失约有关。

常见类型及表现症状

下元虚冷:孩子遗尿频繁,甚至一夜数次,兼见面色㿠白,形神疲乏,腰腿乏力,小便清长,甚者肢冷畏寒。

脾肺气虚:孩子遗尿,尿频量少,兼面色苍白,气短自汗,神疲乏力,形体消瘦,食欲缺乏。

肝经湿热:孩子睡梦中遗尿,量少色黄,性情急躁,面赤唇红,夜间磨牙,手足心热,口渴喜饮。

图解特效穴位

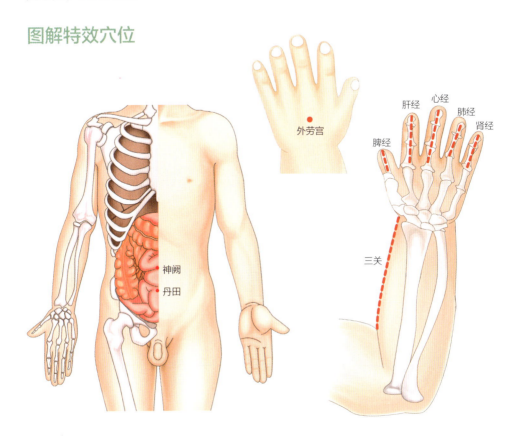

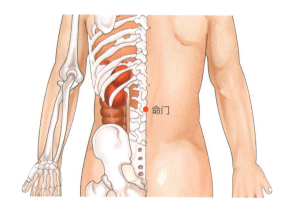
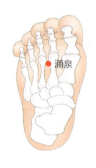

基本推拿方法

推拿关键词　培肾固本，固涩小便

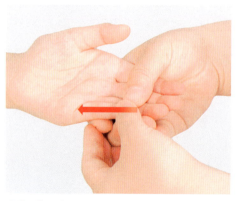

补肾经

用拇指指腹从孩子小指尖向指根方向直推肾经 50 次。可温补肾阳，温养下元。

运外劳宫

用拇指端运孩子外劳宫 20 次。可温阳益气散寒。

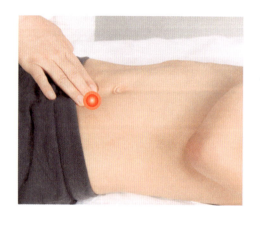

揉丹田

用中间三指揉孩子丹田 3 分钟。可培肾固本，温补下元。

专家提醒　对于遗尿的孩子，家长要在精神上给予鼓励，要让孩子树立遗尿一定能治好的信心，决不能对孩子冷嘲热讽，造成精神紧张，增加治疗难度。

● 下元虚冷　　　　　　　　　推拿关键词　温肾阳，固小便

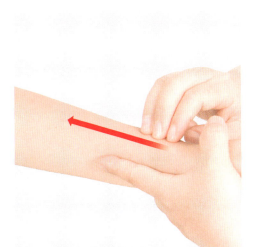

推三关
用拇指桡侧面或中间三指沿孩子前臂桡侧从腕横纹推向肘横纹 300 次。能温阳散寒。

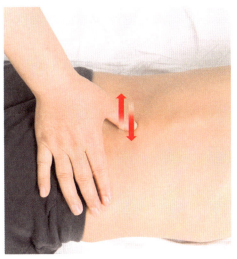

擦命门
用拇指横擦孩子命门，力度适中，以热透为度。可以补肾气，强腰膝，固涩小便。

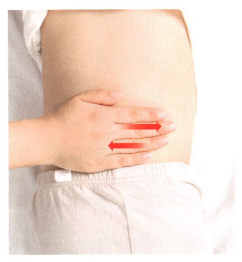

擦腰骶部
用手掌心擦孩子腰骶部 100 次，透热为度。可补命门之火，固涩下元。

治遗尿小偏方

蜂蜜核桃：温肾止遗
将核桃仁 100 克洗净，放入锅内干炒，待核桃仁发焦时盛出。凉凉后蘸蜂蜜食用。每日 2 次，每次 1 个即可。

● 脾肺气虚   推拿关键词 益气固涩

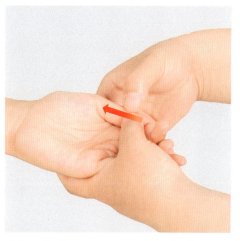

补脾经

用拇指指腹从孩子拇指尖向指根方向直推 100 次。可补益脾胃之气，温补下元。

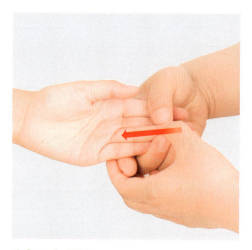

补肺经

用拇指指腹从孩子无名指指尖向指根方向直推 100 次。有补肺强肾的功效。

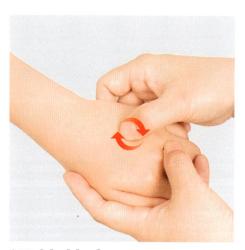

运外劳宫

用拇指端运孩子外劳宫 50 次。可温阳益气。

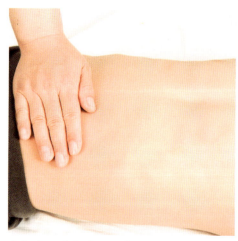

神阙静振法

将手烤热或搓热，手心（内劳宫）轻覆孩子神阙（肚脐）上，根据孩子呼吸节律，呼按吸提，操作 15 分钟。可温阳散寒，补固下元。

● 肝经湿热

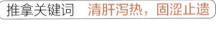
推拿关键词　清肝泻热，固涩止遗

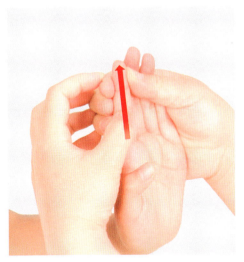

清肝经

用拇指指腹从孩子食指根向指尖方向直推100次。可以清肝火，泻热除烦。

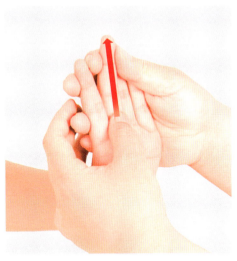

清心经

用拇指指腹从孩子中指根向指尖方向直推100次。可清心除烦，除湿热。

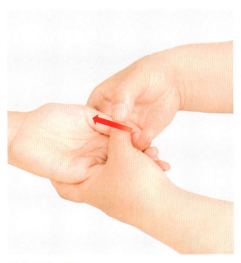

补脾经

用拇指指腹从孩子拇指尖向指根方向直推100次。可健脾祛湿，固涩肾气。

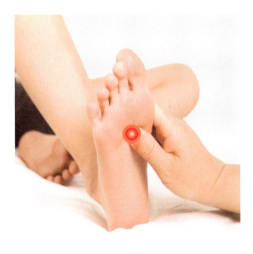

揉涌泉

用拇指按揉孩子涌泉100次。可滋补肝肾之阴，祛湿热。

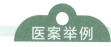

崔某　男　6岁3个月

症　状	孩子尿床达 4 年之久，常有自汗，饮食正常，但食量比同龄孩子少。曾服中药及针灸调理，仍有尿床间发，或两三天 1 次，或每天 1 次。查体：体温正常；观其形，发育正常；望其面色，无华；抚摸其身体，手足欠温。查其舌，质淡红，苔薄白。
辨　证	下元虚冷导致遗尿，宜温阳补肾。
推拿方	补肾经 100 次，补脾经 100 次，推三关 1 分钟，擦腰骶部 100 次，擦命门至热。上述手法每日推拿 1 次，连续推拿 12 天，饮食较前增加，面色变得红润，其间尿床 1 次。又坚持推拿 2 周，其间没有再尿床。

张某　男　4岁

症　状	孩子从出生至今，几乎每天晚上都会尿床，有时白天还会尿裤子。穿衣比同龄孩子多，饮食比同龄孩子少，且容易感冒。查体：体温正常，面色无华，四肢不温，衣着较厚，意似畏寒，舌苔白。
辨　证	中气不足，下元虚寒，膀胱失约。宜健脾强胃，滋补肾阳。
推拿方	补脾经 100 次，运外劳宫 20 次，揉丹田 3 分钟，神阙静振法 15 分钟，捏脊 3 分钟。上述手法每天 2 次，连续推拿 7 天，白天遗尿消失，晚上仍有尿床，次数减少为两三天 1 次。继续推拿 2 周，症状减轻，直至消失。

经常尿床的小孩，应忌吃哪些食物？

经常尿床的小孩，平时要忌吃多盐、多糖和生冷的食物。多盐、多糖皆可引起多饮多尿，生冷食物可削弱脾胃功能，对肾无益，要忌吃。

PART 6

远离の种亚健康：强体质，少生病

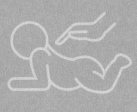

容易感冒

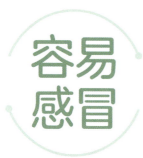

容易感冒是指孩子体质虚弱,卫表不固,易患感冒的一种亚健康状态。孩子往往抗病能力弱,不能耐受风寒暑热,容易受外邪侵入,稍微不慎就会感冒。

判断标准

孩子常常每月至少感冒一次,往往有自汗,或动则汗出,或体力明显缺乏,稍有活动后就会感受疲劳不适,或伴有胃口欠佳,大便稀溏。

发生原因

1. 先天不足,后天失养:如孕育时父母体质虚弱,胎气不足;出生后喂养不当,偏食或厌食。

2. 孩子病后气血亏虚,没能及时调理或调理不当。

预防护理

1. 平时多食用具有健脾益气作用的食物,如小米、山药、香菇、鸡肉等。

2. 流感季节,用生姜蒲公英水给少儿泡脚,可预防感冒。取生姜、蒲公英各60克洗净,放进锅中,加适量水煎汤,汤温时泡脚。每次泡30分钟,每日2~3次,连续3天。

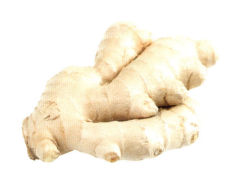

生姜

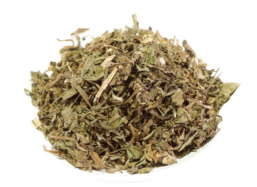

蒲公英

图解特效穴位

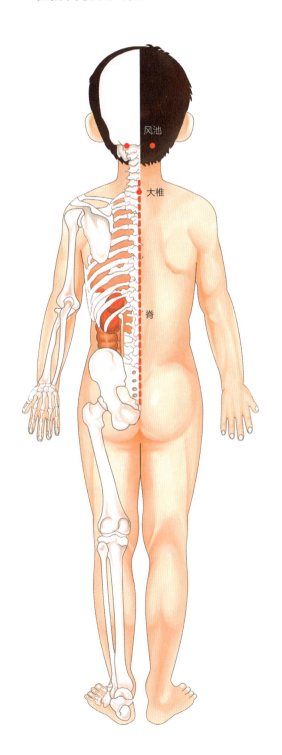
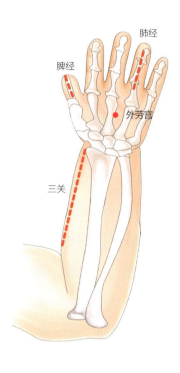
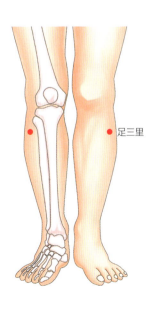

基本推拿方法

> 推拿关键词　培补元气，益气健脾，固表和卫

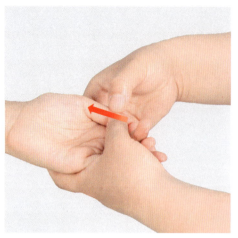

补脾经

用拇指指腹从孩子拇指尖向指根方向直推 300 次。可健脾益气，增强体质。

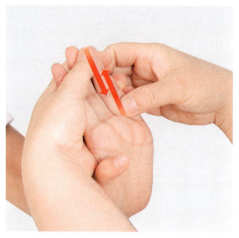

清补肺经

用拇指指腹从孩子无名指指根向指尖方向直推为清肺经，100 次；从指尖向指根方向直推为补肺经，100 次。可以补肺气，清肺火，增强肺卫。

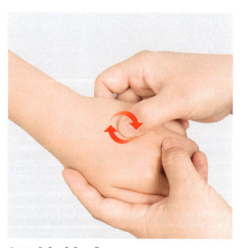

运外劳宫

用拇指端运孩子外劳宫 1 分钟。可以帮助孩子排出体内的寒湿之气，有助于预防感冒、肺炎。

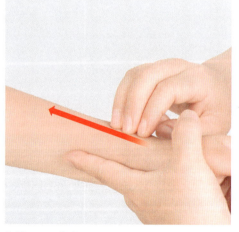

推三关

用拇指桡侧面或中间三指沿孩子前臂桡侧从腕横纹推向肘横纹 300 次。可温阳散寒，发汗解表。

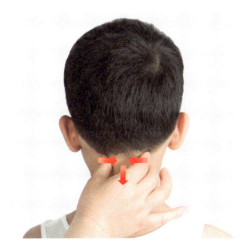

拿风池

用两拇指指腹或拇、食二指提拿孩子风池3~5分钟。可祛风散寒，发汗解表。

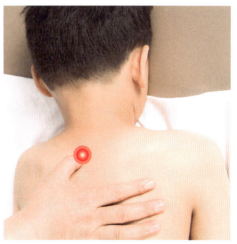

揉大椎

经常用拇指或其余四指揉孩子大椎2分钟。可固表强卫，增强体质。

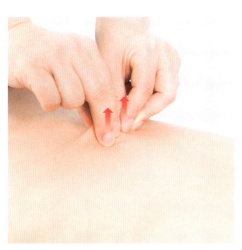

捏脊

由下而上提捏孩子脊旁1.5寸处3~5遍，每捏三次向上提一次。提捏力度要适中。可强健脾胃，扶助正气。

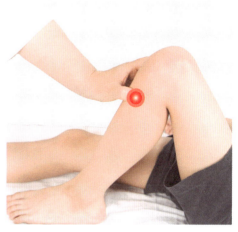

按揉足三里

用拇指指腹按揉孩子足三里1~3分钟。可健脾益胃，理气。

特效调理食谱

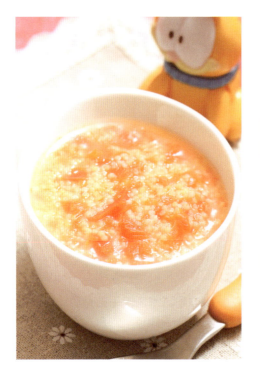

胡萝卜小米粥

材料 小米 30 克，胡萝卜 40 克。

做法

1. 小米洗净，熬成小米粥；胡萝卜去皮洗净，切丁，蒸熟。
2. 将胡萝卜捣成泥，与小米粥混合，搅拌均匀即可。

功效 小米中的维生素和矿物质丰富，能保护宝宝脾胃；胡萝卜有健脾消食的功效。两者一起熬粥，能增强孩子免疫力，预防感冒。

医案举例

刘某某　女　4岁

症　状 冬春季节易感冒，伴有打喷嚏、流鼻涕、咳嗽症状。

辨　证 易感体质，宜健脾补肺强体质。

推拿方 补脾经 300 次，补肺经 100 次，运外劳宫 1 分钟，捏脊 5 遍，按揉足三里 3 分钟。坚持推拿调理 1 个月，有助于改善体质。

德仁答疑

孩子半年内几乎每个月都会感冒一次，而且汗多，稍微运动一下就会出许多汗，该如何调理？

孩子的表现就是典型的易感，可用补肺经 100 次补益肺气，强健肺卫功能，同时加上捏脊，每次 5~7 遍，增强自身抵抗力。

食欲不振

食欲不振指的是孩子较长时间对各种食物没有兴趣，不思饮食，或进食量较平时减少，食欲不佳，但持续时间不超过 2 周。不包括各种疾病（胃肠道疾病、全身系统疾病、因减肥而致的厌食症等）导致的食欲不振。

判断标准

1. 以食欲不振为唯一不适感，其他不适感均为继发，如腹胀、乏力、头晕、疲惫等。
2. 食欲不振情况持续发生，但不超过 2 周。
3. 不是任何一种身体疾病或消化系统疾病的一部分。

发生原因

1. 饮食不节，喂养不当。家长缺乏喂养知识，乱给予肥甘厚味，如过食糖类、油炸食物，或滥用滋补之品，损伤脾气引起食欲不振。
2. 先天不足，后天失调。先天不足的孩子肾气不足，脾胃虚弱，如果后天养护不周，脾胃虚弱，则难以增进食欲。

预防护理

1. 保持乐观情绪，避免不良刺激。良好的情绪、乐观向上的心态能促进胃液的分泌，有助于消化。平时保持精神愉快乐观，进食前更应注意避免不良的精神刺激，不要在饭前或吃饭时批评教训孩子。
2. 合理安排孩子的生活作息时间，三餐要有规律，同时注意保暖。

图解特效穴位

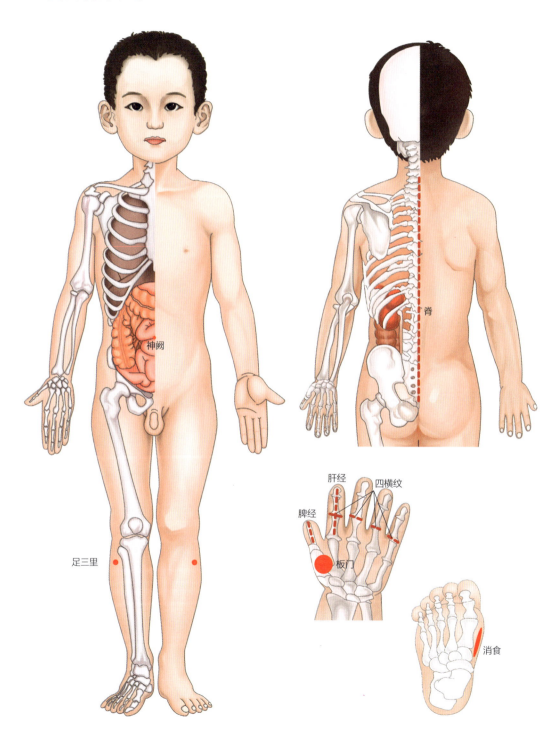

基本推拿方法   推拿关键词 健脾和胃，调畅情志

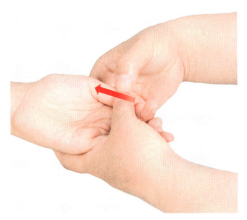

补脾经

用拇指指腹从孩子拇指尖向指根方向直推300次。能健脾益胃，使孩子脾胃调和、消化顺畅。

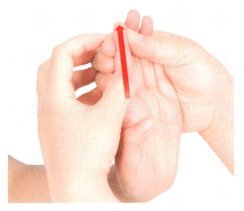

清肝经

用拇指指腹从孩子食指根向指尖方向直推300次。可防止肝火过旺，克伤脾胃。

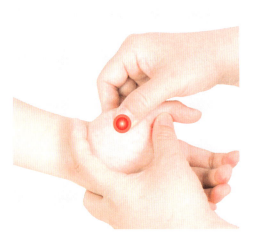

揉板门

用拇指端揉孩子板门3~5分钟。可以健脾和胃，消食化滞。

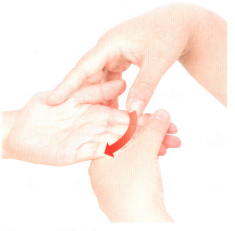

推四横纹

将孩子四指并拢，以拇指端桡侧面着力，从食指横纹推向小指横纹，操作36次。可健脾和胃，消食导滞，行气除胀。

扫一扫，看视频

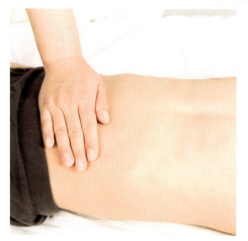

神阙静振法

将手烤热或搓热，手心（内劳宫）轻覆孩子神阙（肚脐）上，根据孩子呼吸节律，呼按吸提，操作15分钟。可健脾胃，助消化。

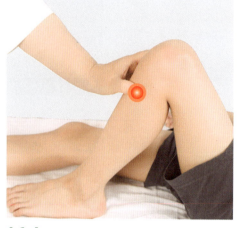

按揉足三里

用拇指指腹按揉孩子足三里48次。可健脾益胃，调中理气。

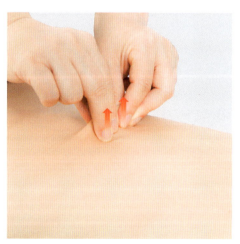

捏脊

由下而上提捏孩子脊旁1.5寸处3~8遍，每捏三次向上提一次。可促进孩子气血运行，改善脾胃功能。

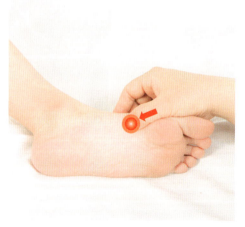

推揉消食

用拇指或食指推揉孩子消食48次。可健脾胃，防积食。

特效调理食谱

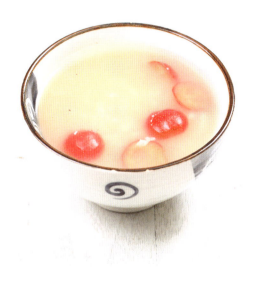

山楂鸡内金粥

材料 生山楂1个,鸡内金2克,大米50克。

调料 白糖1克。

做法

1. 山楂洗净,去核,切片;鸡内金研为粉末;大米洗净,用水浸泡30分钟。
2. 将山楂片、鸡内金粉与大米一起放入锅中,加适量水熬煮成粥,加白糖调味即可。

功效 山楂、鸡内金有健脾和胃的功效,适合食欲缺乏的人食用。

医案举例

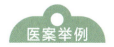

王某　男　5岁

症　状	胃口不好,吃饭不香,消瘦。
辨　证	脾胃不和,宜健脾和胃,助消化。
推拿方	补脾经300次,清肝经300次,揉板门3分钟,神阙静振法15分钟,捏脊8遍,推揉消食48次。坚持调理1个月,胃口大增。

德仁答疑

家长如何激发厌食宝宝的食欲?

饮食要定时定量,保证一日三餐,慎食零食,尤其是吃饭前,最好不要吃零食、喝饮料。在饭菜的制作上,家长要下功夫,在清淡、易消化基础上,尽量做到色香味俱全,激发孩子的食欲。

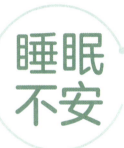

充足的睡眠是孩子健康的重要保证。睡眠不安是指孩子经常夜间入睡后易醒，时哭时止，或睡眠不实，醒后常可再入睡，或时睡时醒，但白天能够安静睡眠的一种亚健康状态。持续时间在 2 周以上。

判断标准

1. 孩子入睡正常，但入睡后易醒，时有哭闹。
2. 饮食正常，大、小便正常，孩子白天睡眠情况良好。
3. 上述情况发生持续 2 周以上。
4. 排除各种疾病或饥饿、尿布潮湿、衣着过冷过热等而引起的夜眠不安。

发生原因

1. 睡眠环境不良或突然改变。新生儿由于生活环境改变，又因脏腑幼嫩，阴阳二气稚弱，调节及适应能力差，故而夜眠不安。年龄大一点的孩子也会因迁居异处，睡眠环境突然改变而导致夜眠不安。

2. 胎禀脏气失和，喂养调护失宜。由于先天禀赋有偏，后天调护不当而致脾寒、心热，或脾虚伤食，心肾两虚，阳浮于上，皆可导致夜眠不安。

预防护理

1. 养成良好的生活习惯，按时作息，规律运动。改善睡眠环境，家长不要在睡眠前教训孩子。

2 饮食定时定量，营养全面均衡，睡前不饮用刺激性饮品，不要进食过多过饱。

图解特效穴位

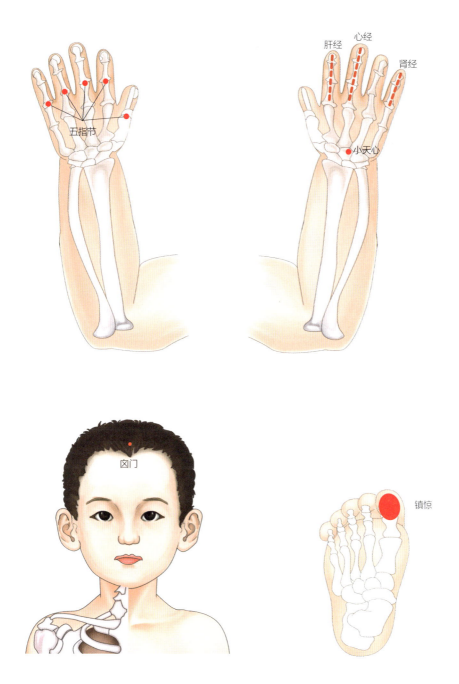

基本推拿方法

推拿关键词 益心，清热，安神，交通心肾

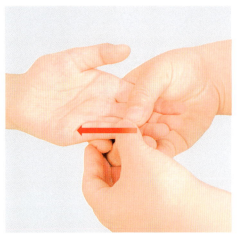

补肾经

用拇指指腹从孩子小指尖向指根方向直推 300 次。可补肾气，促进睡眠。

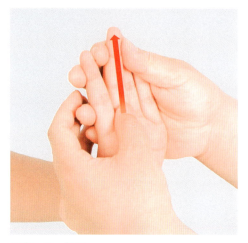

清心经

用拇指指腹从孩子中指根向指尖方向直推 300 次。可安神宁心，促进睡眠。

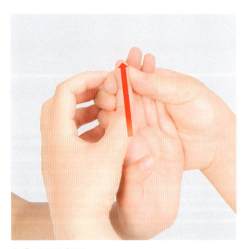

清肝经

用拇指指腹从孩子食指根向指尖方向直推 300 次。可清肝火，安心神，促进睡眠。

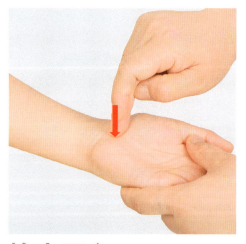

捣小天心

以中指端或屈曲的指间关节捣孩子小天心 48 次。可安神定志，促进睡眠。

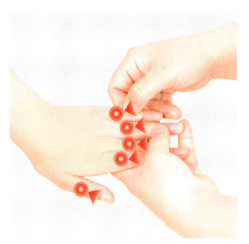

掐揉五指节

用拇指甲掐，称掐五指节；用拇指或中指揉，称揉五指节。各掐3~5次，揉1~3分钟。可安神定惊，促进睡眠。

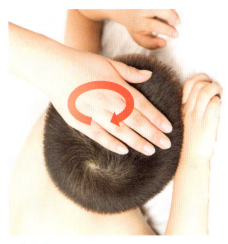

摩囟门

除拇指外，四指并拢，在孩子囟门部位摩1~3分钟。可温通阳气，镇惊安神。

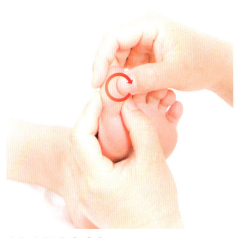

旋推镇惊

用拇指旋推孩子镇惊48次。可安神定志。

专家提醒　为了让孩子睡眠香甜，家长要给孩子营造一个舒适的睡眠环境。卧室光线要柔和，保持安静；衣服最好选择纯棉的，避免对皮肤产生刺激；空气温度、湿度要适中。

特效调理食谱

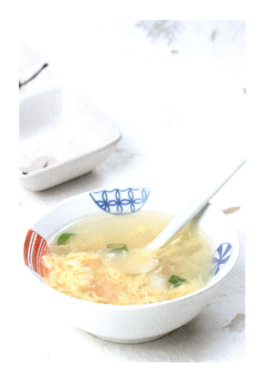

百合鸡蛋汤

材料 干百合 20 克,火腿 10 克,鸡蛋 1 个。

调料 鸡汤适量,葱末 5 克,盐 3 克。

做法

1. 百合洗净,泡软;火腿切末;鸡蛋磕入碗中,打散。
2. 锅置火上,放入百合、火腿末,加鸡汤大火烧开后转小火煮 10 分钟,淋入鸡蛋液搅成蛋花,加盐调味,撒上葱末即可。

功效 清心安神,促进睡眠。

医案举例

王某某　男　2 岁

症　状	翻来覆去不能安眠,啼哭,山根部位发青。
辨　证	惊恐伤肾,心火旺盛,宜清心补肾,安神镇惊。
推拿方	补肾经 300 次,清心经 300 次,捣小天心 48 次,摩囟门 3 分钟,旋推镇惊 48 次。调理 15 天,夜眠不安情况得到改善。

德仁答疑

孩子今年 4 岁,睡觉时经常磨牙,磨牙声很大,而且脾气越来越大,经常睡卧不宁。孩子的牙齿会被磨光吗?该怎么调理?

磨牙虽然不会将牙齿磨光,但对牙齿本身和颌骨的损伤非常大。孩子脾气差、睡卧不宁,多是肝火旺,可以清肝经 300 次,补肾经 300 次,坚持推拿一周就有效果。

口有异味

口中异味（口臭）是指孩子口腔中有难闻的酸腐臭味。但应排除口腔疾病，如龋齿、牙周炎、上呼吸道感染伴有口腔感染，以及肝胆系统、泌尿系统等疾病。

判断标准

1. 口臭，他人可以嗅到明显的口腔异味，孩子自己也有口中黏腻、口苦等感觉。
2. 孩子可伴有食欲不振、腹胀、大便干燥、小便色黄、舌苔厚腻。
3. 排除口腔疾病如龋齿、牙周炎及上呼吸道感染伴有口腔感染等疾病。

发生原因

1. 脾开窍于口，小儿属稚阴稚阳之体，生长发育迅速，常常表现为脾常不足的特点，再加上孩子饮食不知节制，因此常为饮食所伤，胃火上升。
2. 小儿营养过剩，过食生冷肥甘、饥饱不调、食物不洁等不良饮食习惯，以及家长喂养不当等，均可导致脾胃损伤。
3. 内伤饮食，超过小儿脾胃运化能力，脾胃受损，导致积滞，积久不消，则成为致病因素。

预防护理

1. 保持精神愉快，情绪稳定，避免烦闷、忧虑、恼怒。
2. 少吃香燥辛辣之品，纠正偏食和吃零食的习惯。
3. 应多吃水果、蔬菜和粗粮。
4. 要多饮水，养成饭后漱口、刷牙的良好习惯。

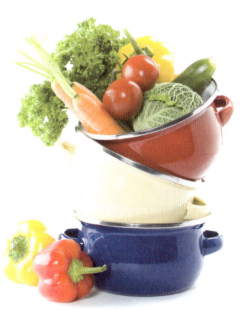

图解特效穴位

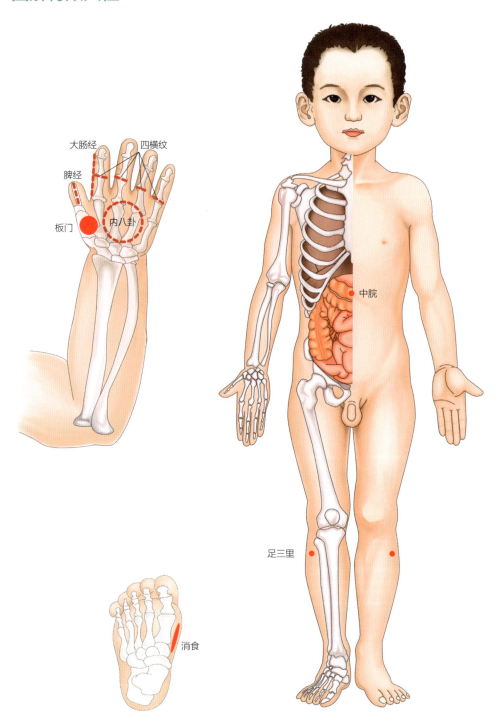

基本推拿方法

推拿关键词 消食导滞，健脾和胃

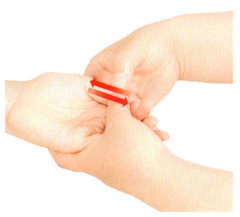

清补脾经

用拇指指腹从孩子拇指尖向指根方向直推100次，叫补脾经；用拇指指腹从孩子拇指根向指尖方向直推脾经100次，叫清脾经。可健脾和胃。

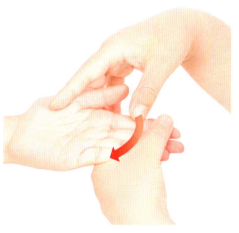

推四横纹

将孩子左手四指并拢，以拇指端桡侧面着力，从孩子食指横纹推向小指横纹，操作36次。可健脾和胃，清热。

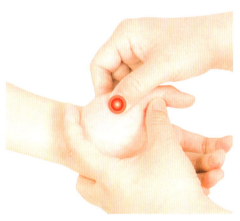

揉板门

用拇指端揉孩子板门3分钟。有消食导滞的功效。

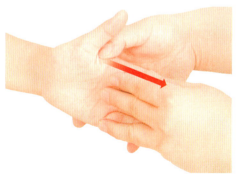

清大肠经

用拇指指腹从孩子虎口直推向食指尖300次。可清除大肠内热。

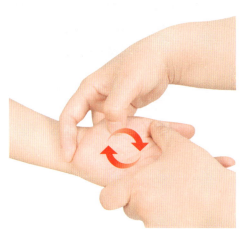

运内八卦

左手捏住孩子的食指、中指、无名指，用右手拇指指腹着力，顺时针方向运孩子内八卦240次。可消食化积，清胃热。

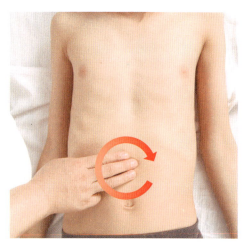

摩中脘

用食、中、无名指三指顺时针摩孩子中脘120次。可健脾和胃，消食。

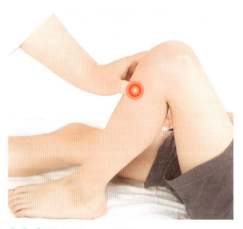

按揉足三里

用拇指指腹按揉孩子足三里1~3分钟。可健脾益胃，调中理气。

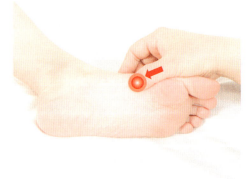

推揉消食

用拇指推揉孩子消食48次。可消食化积，防口臭。

特效调理食谱

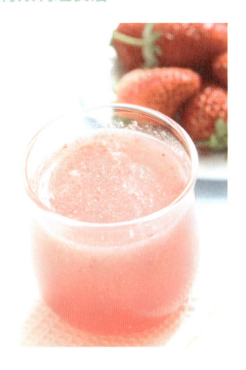

草莓汁

材料 新鲜草莓80克。

做法

1. 草莓洗净,去蒂。
2. 将处理好的草莓放入果汁机中打碎即可。

功效 草莓具有润肺、健脾胃的良好功效,可以清热去火,消除口中异味。

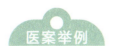

医案举例

刘某　男　4岁

症　状	口有异味,夜眠不安,磨牙,流口水,食欲缺乏,腹胀,大便秘结,小便色黄,舌苔厚腻。
辨　证	脾虚,胃火上升,积食。宜健脾清胃,消食导滞。
推拿方	补脾经100次,清大肠经300次,揉板门3分钟,推四横纹36次,运内八卦240次,推揉消食48次。坚持推拿7天,症状消除。

德仁答疑

孩子平时吃哪些食物可以预防口臭?

预防口臭,孩子可以吃的食物有牛奶、柠檬、香芹、酸奶、金橘、山楂等。

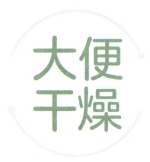

大便干燥是指孩子排大便的周期延长,每2~3天或更长时间排便一次。排便没有规律,便干,常有排便困难或排便不尽感。不包括各种疾病(如肠道炎症、肠道息肉等)所导致的大肠功能紊乱而引起的便秘。大便干燥并不是疾病,而是一种小儿亚健康状态。

判断标准

1. 以排便不畅为唯一不适感,其他不适感均为继发,如腹痛、腹胀、消化不良、食欲缺乏、头晕、睡眠不安等。

2. 上述排便不畅的情况连续发生2次以上,持续时间一般在2周内。如果超过2周,则应注意排除某些胃肠道疾病和肠道外疾病。

3. 不是任何一种躯体疾病或消化系统疾病的一部分(继发症状)。

4. 排除药物因素所致的便秘。

发生原因

1. 不良的饮食习惯。饮食过于精细,高脂肪、高蛋白摄入过多,膳食纤维摄入过少,蔬菜品种单调,水果摄入量明显不足;进食量减少,每日进食量明显低于过去的水平,特别是有些肥胖小儿为了减肥而过度节食等;平时不爱喝水,饮水量少等。

2. 不良的生活习惯。长期久坐,缺乏运动;不良的排便习惯,如不按时排便、有意抑制便意等;早晨起来晚,错过最佳排便时间。

预防护理

1. 培养孩子每天定时排便的习惯,让他知道正常排便有益健康的道理。

2. 培养孩子良好的饮食习惯,饮食要多样化,少吃生冷食物,食量不能过少,饮食不能过于精细。

3. 培养孩子良好的生活习惯,避免持续高度的精神紧张状态,尤其是学龄期孩子,学习紧张、睡眠不足均会引起便秘。

图解特效穴位

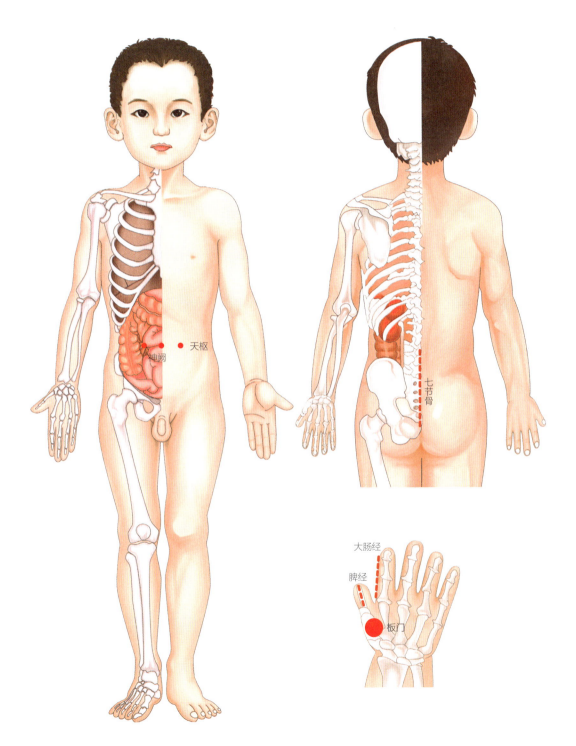

基本推拿方法

> 推拿关键词　补养气血,健脾生津

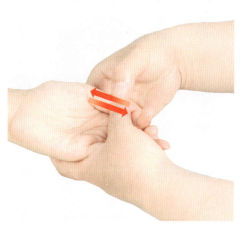

清补脾经

用拇指指腹从孩子拇指尖向指根方向直推100次,叫补脾经;用拇指指腹从孩子拇指根向指尖方向直推脾经100次,叫清脾经。可健脾和胃,帮助消化。

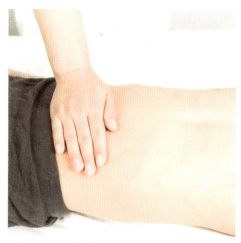

神阙静振法

将手烤热或搓热,手心(内劳宫)轻覆孩子神阙(肚脐)上,根据孩子呼吸节律,呼按吸提,操作15分钟。可通调腑气,缓解便秘。

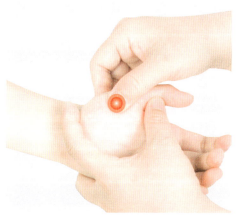

揉板门

用拇指端揉孩子板门100次。可健脾和胃,消食。

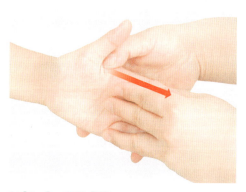

清大肠经

用拇指指腹从孩子虎口直推向食指尖300次。能清利肠腑,调理便秘。

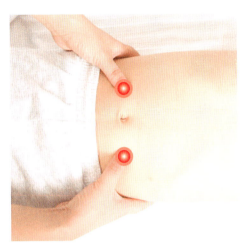

揉天枢

用拇指揉孩子天枢 100 次。可以疏调大肠，理气助消化。

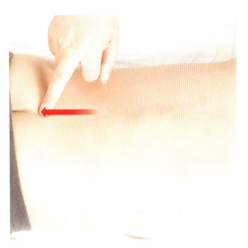

推下七节骨

用拇指桡侧面或中指自上而下直推孩子七节骨 100 次。可泻火通便。

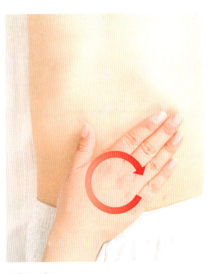

摩腹

用掌或四指顺时针摩孩子腹部，摩 300 次。可通调腑气，缓解便秘。

专家提醒　便秘不仅仅是看几天拉一次，更重要的是看大便性状是否干硬，颜色是否发深发暗，是否有排便难的表现。如果大便颜色深，严重时呈一粒粒的羊屎状，就属明显的便秘。

特效调理食谱

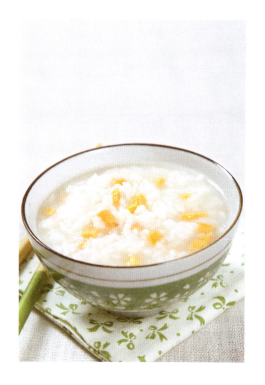

红薯大米粥

材料 红薯 200 克，大米 60 克。

做法

1. 红薯洗净切块，与淘洗净的大米一起入锅。
2. 加水大火烧开，再改小火熬煮成稀粥。

功效 健脾益胃，润肠通便。

医案举例

张某某　男　2 个月

症　状 7 天未排大便，食欲缺乏，睡眠不安。

辨　证 喂养不当，损伤脾胃，宜补脾胃，促进消化。

推拿方 补脾经 100 次，揉板门 100 次，神阙静振法 15 分钟，揉天枢 100 次，推下七节骨 100 次，揉龟尾 48 次。坚持推拿 15 天，症状消除。

德仁答疑

孩子积食便秘，能经常食用健胃消食片吗？

不可以经常吃。改善孩子积食，有一个安全的方法，将山楂在锅中小火慢炖，至黏稠状后放入冰糖，然后喂孩子吃（1 岁以下不加冰糖，1 岁以上少加冰糖）。尽量通过食疗缓解。

假性近视

假性近视又称调节性近视或功能性近视。临床表现为视远物模糊，视力低于5.0（1.0）正常值，经休息调理和使用药物松弛调节后，视力达到5.0正常值者。排除眼部器质性病变和药物影响造成的近视。

判断标准

1. 长时间用眼后其视力小于5.0（1.0）。
2. 视力不固定，长时间用眼后视力会下降，经休息后视力又会有所恢复。
3. 通过治疗（如通过药物散瞳等方法）后视力可得到恢复，但停止治疗后视力又会有所下降。
4. 排除眼部器质性病变造成的近视。
5. 排除药物和毒物因素所致的近视。

发生原因

中医学认为假性近视属"能近怯远"范畴。多因先天禀赋不足，后天发育不良，劳心伤神，使心、脾、肝、肾不足，脏腑功能失调，以致目系失养，功能减退是其发生发展之本；不注意用眼卫生，过度用眼，目系劳损，经络气血涩滞，目失所养，是其发生发展之标。

预防护理

1. 必须从小培养孩子良好的用眼习惯，培养其正确的写字、读书姿势。
2. 常晒太阳可预防近视。
3. 看电视时要注意电视机高度应与视线相平。
4. 注意钙、硒、锌、维生素A的补充，可防治近视，常用食物有蛋、鱼、贝类、奶类、大豆、蘑菇、芦笋、麦芽、胡萝卜等。

图解特效穴位

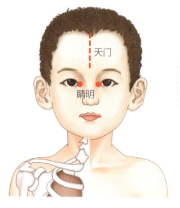
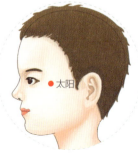
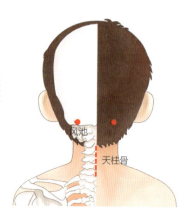
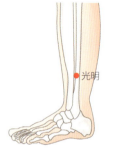

基本推拿方法

推拿关键词　补养气血，通经明目

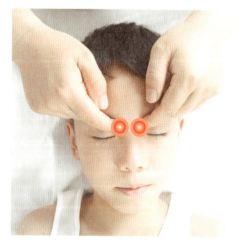

按揉睛明

用食指端按揉孩子睛明（向眼睛正上方点揉）1分钟。可清肝明目。

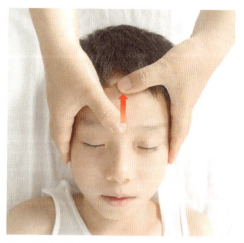

开天门

拇指自下而上交替直推孩子天门48次。可通络活血，滋养肝目。

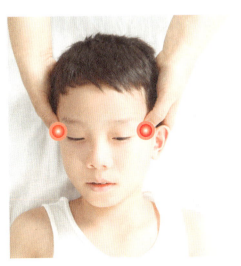

揉太阳

用拇指端揉孩子太阳1分钟。可明目。

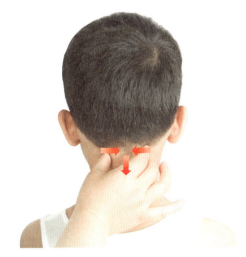

拿风池

用拇、食二指提拿孩子风池300次。可明目聪耳。

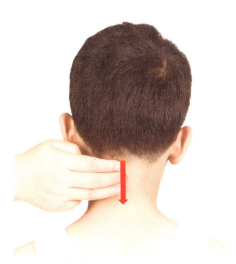

推天柱骨

用拇指或食、中、无名指三指自上向下直推孩子天柱骨10~20次。可清热明目。

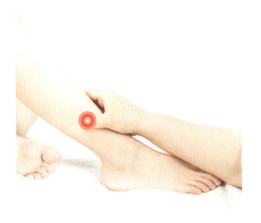

按揉光明

用拇指按揉孩子光明2分钟。可清肝明目。

特效调理食谱

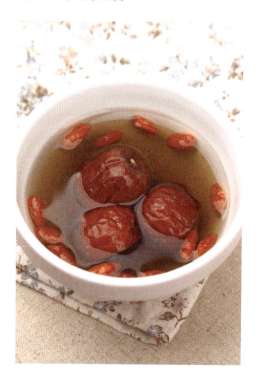

枸杞红枣饮

材料 枸杞子8克，桑葚20克，干山药片15克，红枣6个。

做法 将上述材料用水煎，分2次饮用。

功效 缓解儿童视疲劳。

医案举例

黄某某　男　5岁

症　状 时不时眨眼睛，近距离看东西看不清，不时揉眼睛。

辨　证 肝肾亏虚导致的假性近视，宜清肝补肾明目。

推拿方 按揉睛明1分钟，开天门48次，揉太阳1分钟，推天柱骨20次，补肾经100次，按揉光明2分钟。坚持推拿3个月，症状改善。

德仁答疑

推拿对改善所有的儿童近视都有效果吗？

推拿对调治假性近视效果较好，对真性近视效果一般，但可以缓解视疲劳，防止近视加重。只要能够坚持推拿，对改善孩子的视力就有好处。

PART 7

小儿不同体质特效推拿

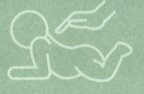

正常体质

体质表现 小儿形体胖瘦适中，面色红润，头发黑亮，性格活泼，哭声或语音响亮，肌肉结实，饮食及大小便正常，睡眠安宁，平时较少生病。

发病及病理特点 小儿处于生长发育阶段，古有"稚阴稚阳"和"纯阳"之说，正常体质的小儿虽是发育、营养正常，抗病能力尚好，但毕竟脏腑娇嫩，形气未充，脾常不足，易受六淫疠气及饮食所伤，以肺脾系统病症为常见。发病之后病情容易发生变化，由表入里，易虚易实，易寒易热。

推拿调理 摩腹、捏脊、补脾经、补肺经、清肝经、神阙静振法。

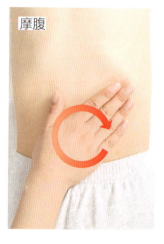

摩腹

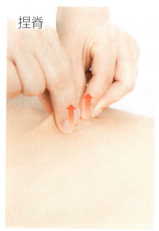

捏脊

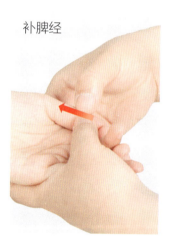

补脾经

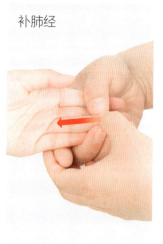

补肺经

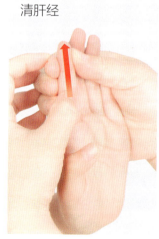

清肝经

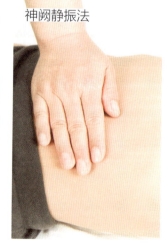

神阙静振法

痰湿体质

体质表现 小儿形体偏胖，肌肉松软，面色白或苍白少华，表情较淡漠，畏寒易汗，四肢末梢欠温，喉中常有痰鸣，睡时痰鸣加剧，食欲较差，易腹胀，大便稀，尿清，易患咳嗽，痰多。

发病及病理特点 易受寒湿所侵和饮食所伤，造成痰饮咳嗽、哮喘、吐泻、肿胀等疾病。发病之后，易伤阳气，造成脾肾阳气虚弱，痰湿内停，致肺脾气机失利等多种病理变化。

推拿调理 摩腹、捏脊、揉板门、补脾经、推三关、神阙静振法。

摩腹
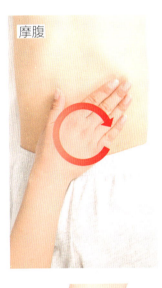

捏脊
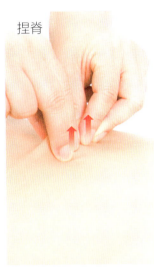

揉板门
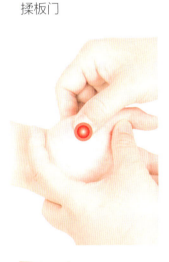

补脾经
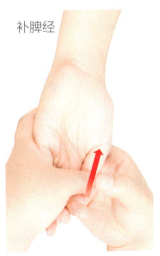

推三关
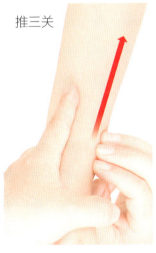

神阙静振法
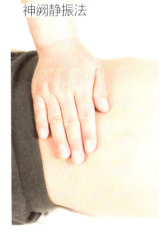

气虚体质

体质表现 小儿形体较差,面白气弱,精神不振,肌肉不丰,四肢乏力,形寒畏冷,腹胀,大便溏稀,小便清利或有遗尿,易自汗,易感冒,唇色淡白。

发病及病理特点 此类小儿体弱气虚,不耐外邪及饮食所伤,容易发病,经常患感冒及肺脾病症。

推拿调理 摩腹、捏脊、补脾经、补肺经、推三关、神阙静振法。

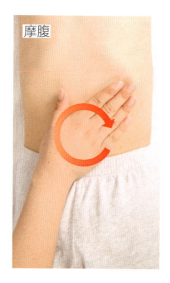
摩腹

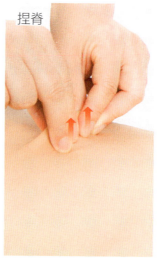
捏脊

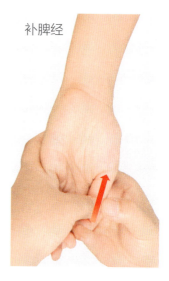
补脾经

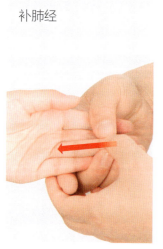
补肺经

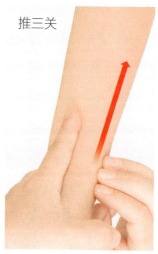
推三关

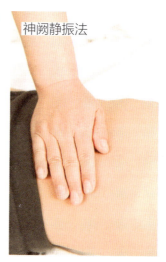
神阙静振法

内热体质

体质表现 小儿形体多瘦，少数偏胖而壮实，唇红面赤，急躁好动，精神亢奋，口干而渴，大便秘结，或多食易汗、睡眠不宁，或潮热盗汗，或遗尿，手足心热，皮肤较干燥，小便黄而臊臭，口中气臭，易感冒发热，且热势往往较高，甚或热极生风、抽搐惊厥。

发病及病理特点 易发温热病症。发病之后，易化热生火，动风生痰，或耗血动血，也易耗伤津液，造成阴虚内热。

推拿调理 摩腹、捏脊、揉内劳宫、补脾经、清天河水、神阙静振法。

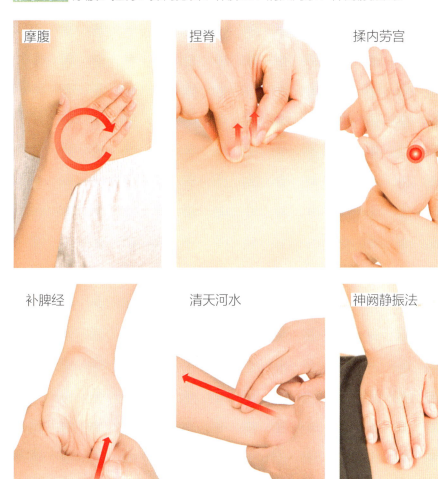

摩腹　　捏脊　　揉内劳宫

补脾经　　清天河水　　神阙静振法

气阴两虚体质

体质表现 小儿形体瘦弱气怯，面色苍白，表情淡漠或急躁，精神不振，口干，皮肤干燥，盗汗潮热，手足心热，睡眠不宁，唇色淡红或干红。

发病及病理特点 此类小儿易受外感，感邪之后最易入里，或直中内陷，形成表里相兼、虚实夹杂，以致阴阳两虚，病情往往较重。

推拿调理 捏脊、摩腹、补脾经、补肾经、揉小天心、神阙静振法。

捏脊
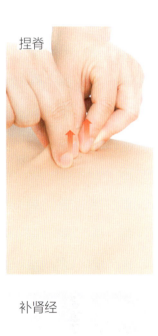

摩腹
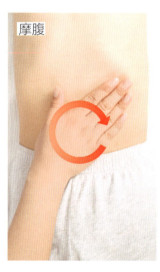

补脾经
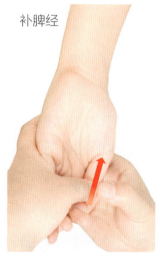

补肾经
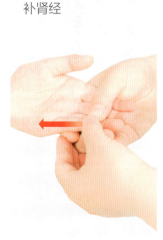

揉小天心
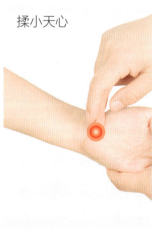

神阙静振法
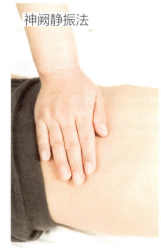

> 专题

头部保健推拿

从头到脚按一按，孩子一身轻松

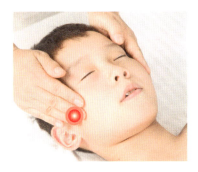

揉面颊

手指并拢，用指腹轻揉孩子面颊。可促进面部血液循环。

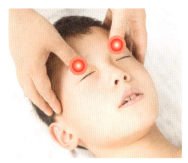

揉眼周

让孩子闭上眼，先用拇指在眼眶周围揉按，再并起四指用指腹压在孩子眼球上轻轻揉动，然后用拇指和食指轻揉眼眶周围。能够改善眼部供血，还能预防近视。

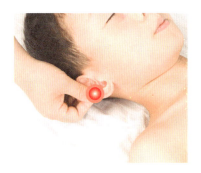

揉耳朵

食指、中指与拇指配合，一起揉捏孩子耳郭，使其有热胀感。能起到全身保健的作用。

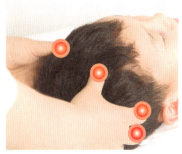

轻揉头部

十指指腹着力紧贴在头皮上，带着发根揉动，不要发生摩擦。能促进大脑血液循环。

上肢保健推拿

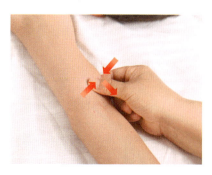

轻拿上肢

拇指和食指相对用力,拿起上肢肌肉,略停留后还原。能刺激神经,促进上肢各肌肉群生长。

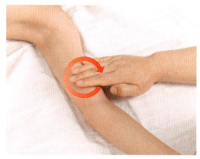

轻摩上肢

抚摩上肢时双手掌紧贴皮肤,不要发生跳动。能够促进皮肤血液循环。

胸腹保健推拿

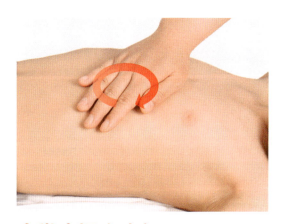

全掌摩揉胸腹部

全掌摩揉孩子胸腹部时,着力要轻柔。在肋间可以改为手指揉动。胸部重点揉胸骨,腹部重点揉脐周。轻摩胸腹部能使内脏舒缓平和,轻揉则能促进胸腹部肌肉的生长。

腰背保健推拿

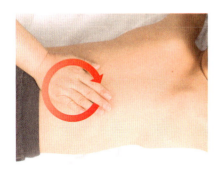

轻摩腰背部
用全掌接触腰背部皮肤，轻轻摩动，尽量对整个腰背部进行抚摸。可以舒缓神经，解乏镇惊。

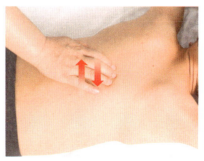

叩打腰背部
十指指腹着力叩打腰背部，叩打时要有弹性。叩打腰背部可激发内脏之气，通经活络。

下肢保健推拿

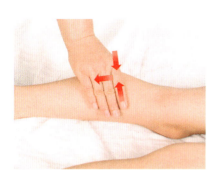

轻拿大小腿
手掌和指腹着力拿起肌肉，不要滑脱，先拿大腿再拿小腿，拿起肌肉时做轻度揉动。能够促进生长发育、消除疲劳。

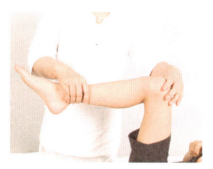

活动膝髋关节
膝部活动以屈伸为主，髋部以旋转为主，整个动作要缓慢，幅度从小到大。可以促进关节发育。

附录 1　小儿强身保健手指操

主要做法是活动十个手指，使手部经络畅通，促进大脑血液循环。

手指兄弟（一）

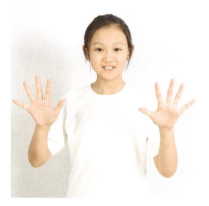

兄弟十个分两组

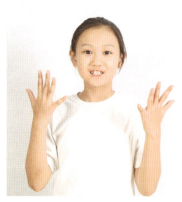

生来个头有高低

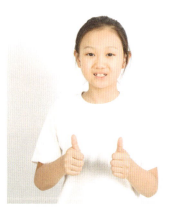

老大长得最壮实

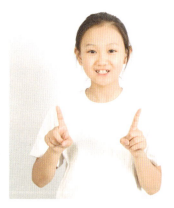

老二生来办法多

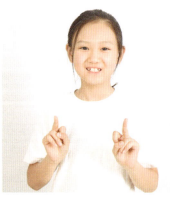

老三长得个头大

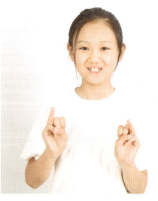

老四最最没出息

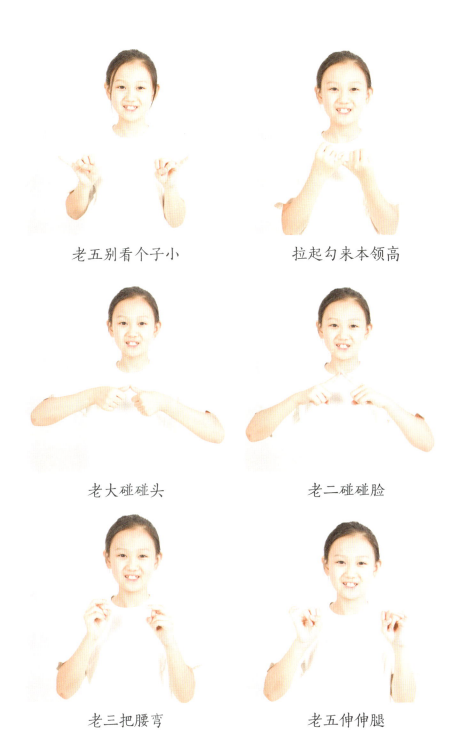

老五别看个子小	拉起勾来本领高
老大碰碰头	老二碰碰脸
老三把腰弯	老五伸伸腿

手指兄弟（二）

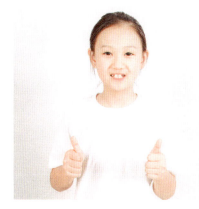

两个大拇指

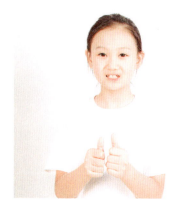

比比一般高

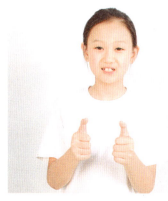

相互把头点

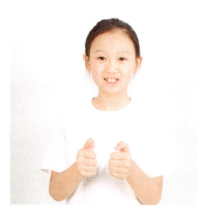

再把腰弯弯

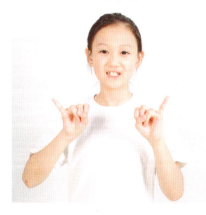

两个小拇指

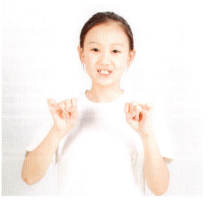

一样都灵巧

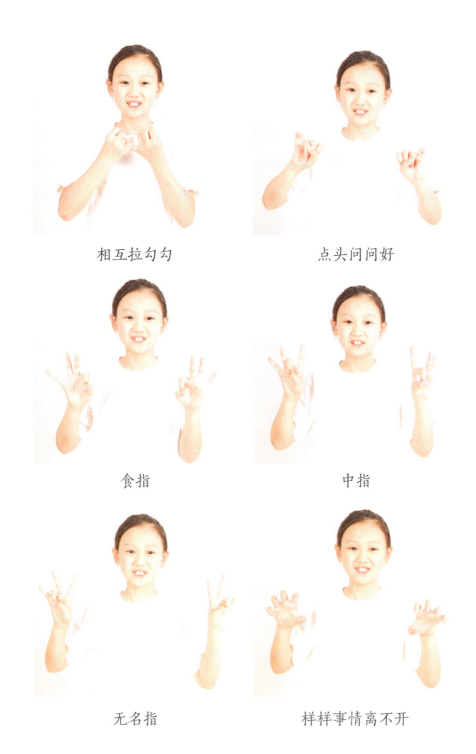

相互拉勾勾　　　　　　　　点头问问好

食指　　　　　　　　　　　中指

无名指　　　　　　　　　　样样事情离不开

附录 2　小儿推拿常用复式手法

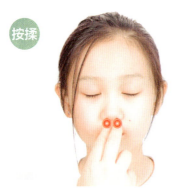

按揉

黄蜂入洞 • 缓解鼻塞

方法　用食、中二指指腹在孩子两鼻孔下缘轻揉 50～100 次。

功效　开肺窍，通鼻息，发汗解表。主治鼻塞不通、发热无汗。

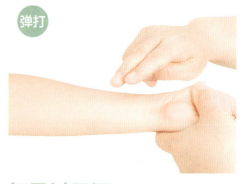

弹打

打马过天河 • 清热降温

方法　运内劳宫 30～50 次后，用右手食、中二指指腹蘸凉水，由孩子总筋起弹打至曲泽，边弹打边吹凉气，称打马过天河，又称打马过河，操作 10～20 次。

功效　清热泻火，可退热、通利关节。主治实热证，如高热、神昏等。

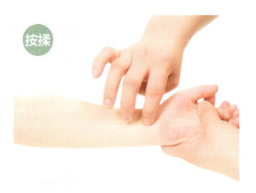

按揉

飞经走气 • 让孩子气机顺畅

方法　用右手拿住孩子手指，左手指从曲池弹击至总筋，反复几遍，右手屈伸摆动孩子四指数次。

功效　行气。主治痰鸣、气逆。

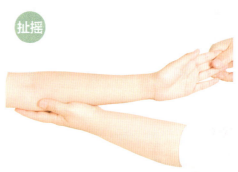

扯摇

苍龙摆尾 • 促排便

方法　左手托孩子肘处，右手拿住孩子除拇指外的四指，双手配合，左右摆动，如龙摆尾之状，操作 20～30 次。

功效　开闭结，通二便。主治孩子便秘、胸闷、尿少等。

附录3 循经推拿法

什么是循经推拿法

循经推拿法是以中医理论为基础，经络学说为依据，辨证论治为原则，循着身体经络走向施以推拿手法，对脾经、胃经、肺经、胆经、膀胱经、任脉、督脉及特定穴位，迎随补泻，施以推、按、点、揉、摩、擦等手法刺激，通过经络的传导输送，疏通经络气血，调节脏腑功能，使气机升降有序，达到调理小儿亚健康状态、增强小儿体质的一种纯自然疗法。

肺系病症循经推拿法

咳嗽、哮喘实证、感冒、痰鸣等。神阙静振法，推揉足部止咳，循推肺经（上肢掌侧前缘，重点刺激中府、云门、尺泽、列缺、太渊、少商等穴），加揉迎香，拿风池，分推手阴阳。肺系虚证治在肾（见第189页肾系病症）。

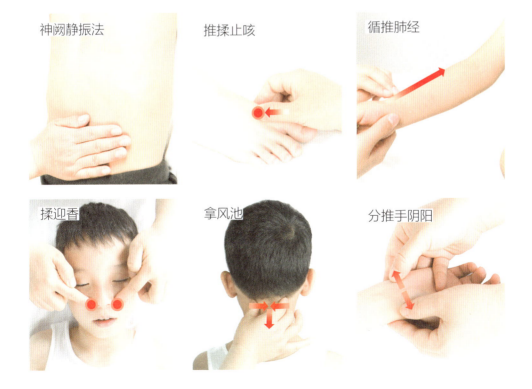

神阙静振法　　推揉止咳　　循推肺经

揉迎香　　拿风池　　分推手阴阳

脾系病症循经推拿法

消化不良、腹泻、腹胀、便秘等。神阙静振法，按揉足部止泻或消食，循推脾经（下肢内侧前缘，重点刺激太白、公孙、三阴交、阴陵泉等穴），加补脾经，揉板门，掐四横纹，揉中脘，摩腹，揉足三里。

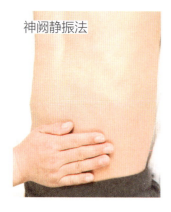
神阙静振法

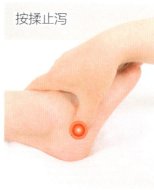
按揉止泻

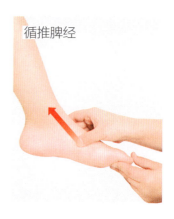
循推脾经

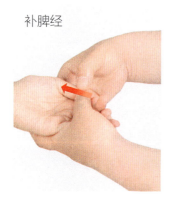
补脾经

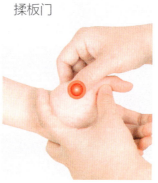
揉板门

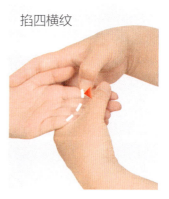
掐四横纹

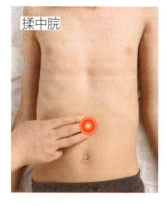
揉中脘

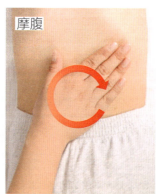
摩腹

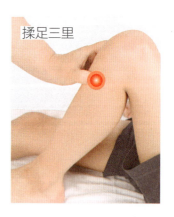
揉足三里

肾系病症循经推拿法

口吃、语迟、反应迟、神气怯弱、遗尿、尿频、口齿耳疾等。神阙静振法，循推肾经（下肢内侧后线，太溪、复溜等穴），推脊，加补肾经、揉二马、揉三阴交，揉涌泉，摩囟门。

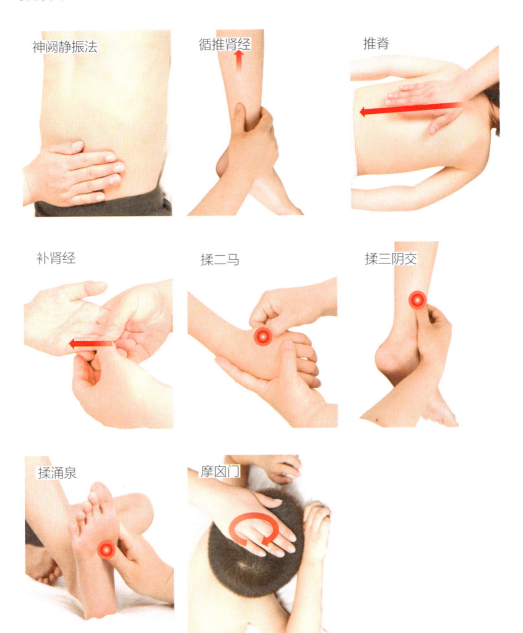

心系病症循经推拿法

夜啼、惊惕、多汗、吐舌弄舌、口舌生疮等。神阙静振法，旋推足部镇惊，循推心包经（上肢掌侧正中线，重点刺激内关、大陵、劳宫等穴），加揉膻中，清心经，清肝经，捣小天心，清天河水。

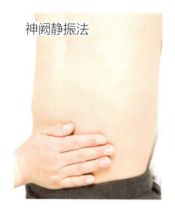

神阙静振法

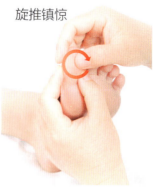

旋推镇惊

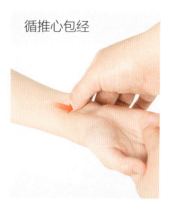

循推心包经

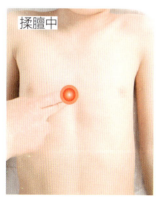

揉膻中

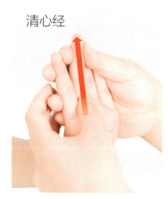

清心经

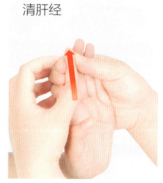

清肝经

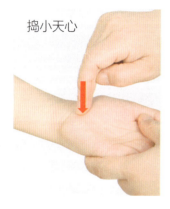

捣小天心

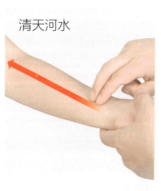

清天河水

肝系病症循经推拿法

惊风、抽动症、多动症、磨牙、眨眼频繁等。神阙静振法，旋推足部镇惊，循推肝经（下肢内侧正中线，重点刺激行间、太冲、中封等穴），加清肝经，清心经，摩囟门，掐总筋，掐揉五指节。

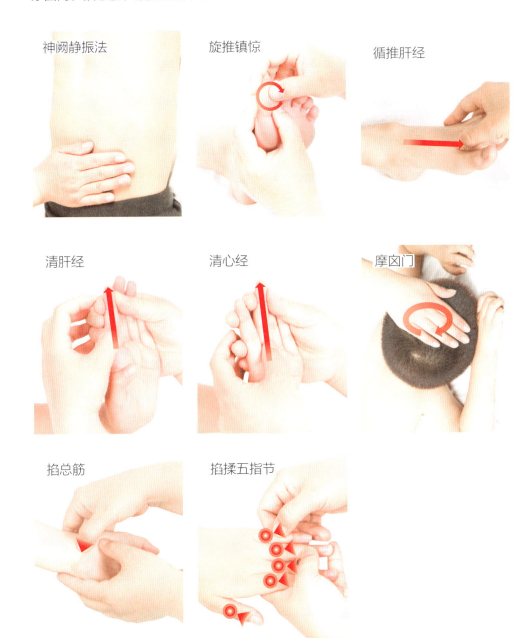

《小儿推拿简易图解》编委会

主　编　孙德仁
副主编　米　新　夏慧萍　王秋生　梁晓阳
编　委　王秋生　王峰峰　师晓乐　任俊太　刘冰赞　许　冰
　　　　　李　雪　杨　岩　杨　锐　杨晓红　张莎莎　张淑贤
　　　　　张鹏飞　陈博睿　周炳南　郑建军　夏慧萍　梁晓阳
　　　　　鲁妍禛　魏　萌